LE

LUPUS DU LARYNX

PAR

Le Docteur Louis Jean-Baptiste MARTY

Ancien interne p^{re} des Hôpitaux de Paris
Ancien externe des Hôpitaux du Midi et Saint-Louis
Médailles de bronze de l'Assistance publique (1884 1887)
Membre correspondant de la Société anatomique

PARIS

G. STEINHEIL, ÉDITEUR

2, RUE CASIMIR-DELAVIGNE, 2

1888

LE LUPUS DU LARYNX

IMPRIMERIE LEMALE ET Cie, HAVRE

LE

LUPUS DU LARYNX

PAR

Le Docteur Louis Jean-Baptiste MARTY

Ancien interne p^{re} des Hôpitaux de Paris
Ancien externe des Hôpitaux du Midi et Saint-Louis
Médailles de bronze de l'Assistance publique (1881-1887)
Membre correspondant de la Société anatomique

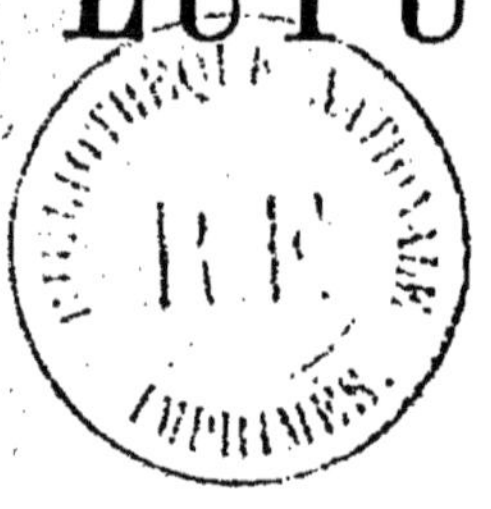

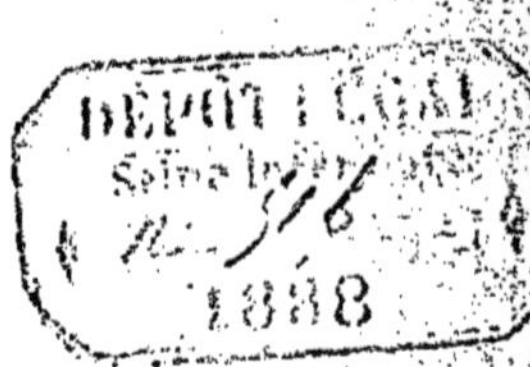

PARIS

G. STEINHEIL, ÉDITEUR

2, RUE CASIMIR-DELAVIGNE, 2

—

1888

LE LUPUS DU LARYNX

INTRODUCTION

Quand on pénètre à l'intérieur de l'hôpital St-Louis « ce vaste champ d'études dermatologiques le plus merveilleux du monde entier », où se sont illustrés Alibert, Biett, Cazenave, Gibert, Devergie, Bazin, etc., pour ne parler que des morts; où de grands maîtres continuent encore, avec une infatigable persévérance, leurs recherches et leur enseignement ; quand on entre dans ce grand centre des affections cutanées, on est frappé, de prime abord, du nombre relativement considérable de malades, présentant sur divers points du corps, tantôt en pleine activité et en pleine efflorescence, tantôt, sous forme de cicatrices ou de stigmates plus ou moins profonds et plus ou moins indélébiles, des manifestations multiples d'une terrible maladie, la scrofulo-tuberculose. Quand on fréquente pendant quelque temps les services de cet hôpital, quand on assiste aux consultations externes ou aux policliniques qui s'y font, on ne tarde pas à s'apercevoir que le nombre de ces malades est encore beaucoup plus grand qu'on ne se l'imaginait d'abord, et l'on est pris de pitié pour ces malheureux dont Bazin, et M. Hardy ont tracé un portrait si typique et si frappant. « On voit, dit Bazin, entre les ouvertures nasales, le vomer et la lame perpendiculaire de l'ethmoïde se raccourcir de jour en jour. La langue se détruit par parties, et bientôt se trouve réduite à un moignon informe placé au fond de l'antre qui représente la bouche et les fosses nasales réunies, par suite de la chute des dents et de la destruction de la voûte palatine. Le plancher de l'orbite ne tarde pas à s'écrouler, et les globes oculaires tombent, retenus seulement par les nerfs optiques auxquels ils se trouvent appendus comme à deux cordes, etc... » Ces ravages, ces destructions, ces mutilations que détermine la scrofulo-tuberculose, le nombre des victimes qui lui paient tribut, le pouvoir qu'elle a de se transmettre presque fatalement par hérédité, enfin et surtout la persistance rebelle qu'elle oppose à la thérapeutique la plus rationnelle, lui ont valu le triste privilège de la faire connaître. Elle n'a échappé à personne, même dans les temps les plus reculés, et on la trouve signalée dans les livres hippocratiques. De nos jours, grâce aux patientes recherches des observateurs, des cliniciens, des histologistes, cette affection paraît devoir entrer dans une nouvelle phase. Mieux connue dans sa nature, elle est aussi mieux traitée, et avec plus de succès qu'il y a un demi-siècle, et il est permis d'espérer qu'en perfectionnant encore la thérapeutique qu'on lui applique, on parviendra à la juguler, et à supprimer ses désastres.

Parmi les manifestations de la scrofulo-tuberculose, une des plus fréquentes, et l'on peut même dire, quelquefois des plus graves, est le lupus (*lupus vulgaire, dartre rongeante, esthiomène*). « Ce mot « lupus » dit Kaposi (1),

(1) KAPOSI. *Leçons sur les maladies de la peau*, traduit et annoté par E. Besnier et Doyon, t. II, p. 253, 1881.

a passé de bonne heure du langage vulgaire dans la terminologie médicale, pour désigner les ulcères rongeants (*noli me tangere, lentigo prava, herpès esthiomenas*), qui tendent constamment à s'étendre sur les tissus voisins, et, comme le disait Manardus : *Quasi lupus famelicus proximas sibi carnes exedit.*

Puis, vint une époque où l'on ne comprit plus sous le nom de lupus que les ulcères de jambe, de sorte que Sennert, en 1610, pouvait écrire : *Lupum vero appellant, si in tibiis et cruribus sit ; in reliquis vero corporis partibus et si ejusdem sit pravitatis lupum absolute nominari non censent !* Environ cent ans après, Jean Dolée fit remarquer que beaucoup d'auteurs appellent lupus les ulcères rongeants du nez. Mais ce n'est que depuis la fin du siècle dernier, depuis Willan-Bateman, que l'on comprend sous ce nom certaines productions tuberculeuses siégeant au visage (et même sur d'autres points du corps, pourrait ajouter l'auteur) et qui peuvent aussi aboutir à l'ulcération. Depuis cette époque à part quelques divergences, le nom a été conservé........ »

Aujourd'hui, tous les dermatologistes sont d'accord sur ce point et reconnaissent l'unité nosographique du lupus. Ils se comprennent quand ils emploient cette dénomination (1). Point n'est besoin de lui ajouter, comme autrefois, les épithètes de syphilitique, cancéreux, etc. Le mot « lupus » correspond à un type bien défini, comme le montre le savant médecin de l'hôpital St-Louis, M. E. Besnier (2) dans un travail intitulé *le lupus et son traitement.* Sauf, pour quelques cas de lupus érythémateux de la face

____

(1) Cependant Bazin et M. Hardy rejettent la désignation de lupus, comme prétant, d'après eux, à l'équivoque, et lui préfèrent la dénomination de *scrofulide.*

(2) E. BESNIER. Le lupus et son traitement, in *Annales de dermatologie et de syphil.*, 25 janvier 1885.

ou des extrémités, sauf pour certaines formes de scléro-
dermie mutilante, de lèpre ou de syphilis (l'auteur en rapporte un cas tiré de la pratique de M. le professeur Leloir,
de Lille), la confusion n'est pas possible, et l'accord est
aujourd'hui fait au sujet du mot lupus, qui veut dire lupus
de Willan, lupus de Cazenave, ou lupus mixte (E. Besnier).

Pendant longtemps, on n'étudia de cette maladie que
les manifestations cutanées, croyant que tout se bornait
là. Plus tard, à une époque peu reculée de nous (1829),
ainsi que nous le dirons tout à l'heure, dans l'historique,
on reconnut que les muqueuses pouvaient être envahies à
leur tour, mais on y vit seulement une sorte de propagation du lupus de la peau au tégument interne. On s'atta-
cha surtout à décrire alors le lupus de la muqueuse bucco-
pharyngienne et de la gorge. Le peu de fréquence des
lésions du larynx, l'absence, le plus souvent, de troubles
de la phonation, et par suite, la difficulté du diagnostic, le
peu d'habitude qu'on avait de pratiquer l'examen laryngoscopique firent laisser de côté les manifestations laryngées du lupus. A la vérité, on les trouve bien signalées dans
certains ouvrages, mais elles sont tout à fait reléguées au
second plan, et sauf la thèse du Dr Isabel, sur les *scrofulides laryngées* faite en 1880, sous l'inspiration du
Dr G. Poyet (et à laquelle nous emprunterons un certain
nombre de faits et de détails), on ne trouve, en France,
aucun travail d'ensemble sur les lésions du larynx, chez
les lupiques. Notre excellent maître, M. le Dr Ernest
Besnier nous a engagé à reprendre cette question, et à
en faire le sujet de notre thèse inaugurale ; nous ne
saurions trop le remercier de ses encouragements, qui
nous ont permis de mener à bonne fin ce travail que nous
diviserons de la façon suivante :

Après quelques considérations sur la muqueuse du

larynx, en général et sa structure, sur laquelle on s'est basé pour expliquer le peu de fréquence du lupus de l'organe phonateur, nous indiquerons, dans un historique, les diverses étapes que l'on a parcourues pour arriver aux connaissances actuelles. Nous décrirons ensuite dans les chapitres suivants : l'anatomie pathologique, les symptômes, le diagnostic, le pronostic, l'étiologie, la pathogénie, le traitement de cette affection. Nous terminerons enfin, par nos observations et par quelques points de statistique prise dans divers travaux ou résultant de nos recherches personnelles.

Arrivé au terme de nos études et avant d'entrer en matière, nous tenons à payer une dette de reconnaissance et à remercier ceux qui nous ont instruit dans les sciences médicales. C'est une tradition à laquelle nous sommes heureux de nous conformer, un devoir qu'il nous est d'autant plus doux et plus agréable de remplir, que nos maîtres nous ont toujours accueilli de la façon la plus sympathique, nous ont prodigué sans compter, conseils et encouragements et nous ont fait bénéficier de leur expérience personnelle. La meilleure part de ce que nous savons leur revient ; nous ne l'oublierons pas.

Stagiaire dans le service de M. le Prof. Verneuil, à l'hôpital de la Pitié, nous y avons appris les grands principes de chirurgie, et l'influence qu'exercent sur les traumatismes certains états constitutionnels (syphilis, paludisme, diabète, etc.).

Externe à l'hôpital du Midi, chez M. le Dr Ch. Mauriac, nous y avons appris la pratique des maladies vénériennes.

M. le Dr Fernet, à l'hôpital Beaujon, nous a fait aimer les choses de la médecine proprement dite. Il nous a exercé à la technique de l'auscultation et de la percussion et nous garderons un souvenir précieux et durable des entretiens si profitables qu'il avait avec ses élèves au lit des malades.

M. le Prof. Duplay, dont nous avons été externe, à l'hôpital Lariboisière, en 1884, nous a enseigné la clinique et la thérapeutique chirurgicales.

L'année d'après, M. le Dr Marchand, à la Maternité de l'hôpital Cochin, nous a initié à la pratique de l'obstétrique et de la gynécologie,

En 1886, notre excellent maitre, M. le Dr Ernest Besnier, nous a appris la dermatologie et la vénéréologie. Nous n'oublierons pas la bienveillance qu'il nous a particulièrement témoignée, les marques d'intérêt dont il nous a donné des preuves et nous nous rappellerons avec plaisir ses conférences cliniques éminemment pratiques et pleines d'intérêt.

Interne p[re] en 1887 à l'hôpital Lariboisière dans le service de M. le Dr Gouguenheim, nous avons étudié, sous sa direction, la laryngoscopie et la rhinoscopie.

M. le Prof. A. Fournier, dont nous avons suivi le service en 1881, dont nous avons écouté souvent depuis, avec intérêt, les magistrales leçons, a bien voulu nous autoriser avec la plus grande bienveillance à examiner les lupiques de son service en vue de ce travail. Il nous fait l'honneur aujourd'hui d'accepter la présidence de notre thèse. Nous ne saurions trop le remercier.

Nous sommes très reconnaissants à MM. les Drs Vidal, Quinquaud, Hallopeau, Tenneson, qui ont mis, à notre disposition, les malades de leur service à l'hôpital Saint-Louis.

Remercions aussi MM. les Drs Letulle, Brocq et de Beurmann, médecins des hôpitaux et MM. les Drs Félizet, chirurgien des hôpitaux, P. Reynier, chirurgien des hôpitaux et agrégé de la Faculté dont nous avons été l'élève.

Nous n'aurions garde d'oublier nos maîtres de l'École de médecine de Toulouse, qui ont guidé nos premiers pas dans la carrière médicale, et principalement MM. les professeurs Noguès, Ripoll, Bonnemaison, Caubet, Labéda.

Notre cousin, M. le Dr Maynard, chirurgien en chef de l'Hôtel-Dieu, dont nous avons été le préparateur, alors qu'il était chef des travaux anatomiques à l'École de médecine, nous a enseigné les premiers éléments de l'anatomie descriptive et de la médecine opératoire. Il nous a toujours donné des marques de la plus vive amitié et du plus grand intérêt.

Nous inscrivons, avec bonheur, les noms de tous ces maîtres, en tête de notre thèse inaugurale, en les priant d'agréer, avec tous nos remerciements, le témoignage de notre plus sincère reconnaissance.

Merci aussi, à M. le Dr Baratoux, professeur libre de laryngologie et d'otologie, pour le bon accueil que nous avons trouvé à sa clinique particulière, pour les observations qu'il a bien voulu nous communiquer et les conseils qu'il nous a donnés en vue de ce travail, ce dont nous lui savons tout particulièrement gré.

Monsieur le Dr Luc nous a communiqué aussi une observation de lupus primitif des voies respiratoires supérieures. Qu'il veuille bien agréer tous nos remerciements.

CHAPITRE PREMIER

Anatomie normale de la muqueuse du larynx.

Nous rappellerons sommairement, dans ce chapitre, quelques notions sur l'anatomie normale de la muqueuse du larynx. Le professeur Coyne (1) (de Bordeaux) en a publié une étude très complète et très intéressante, en 1874, dans sa thèse de doctorat et dans les Archives de physiologie.

La cavité laryngienne est tapissée, dans toutes ses parties, par une membrane muqueuse présentant, sur les divers points de son étendue, et suivant les régions dans lesquelles on l'examine, des différences d'aspect et de structure qu'il est important de préciser et de bien connaître pour se rendre un compte exact de ses lésions.

Développée, comme les autres portions de l'organe phonateur, au dépens du feuillet interne du blastoderme, la muqueuse du larynx se continue, d'une part, en haut et en avant, avec la muqueuse de la langue au niveau de laquelle se trouvent le repli glosso-épiglottique, et de petits replis qui vont se perdre sur les parois du pharynx ; d'autre part, en arrière et sur les côtés, avec la muqueuse pharyngienne où, d'après Sappey (2), elle présenterait un

(1) COYNE. *Recherches sur l'anatomie normale de la muqueuse du larynx et sur l'anatomie pathologique des complications laryngées de la rougeole.* Thèse de doctorat. Paris, 1874.

(2) SAPPEY. *Traité d'anatomie descriptive*, t. IV, p. 430.

aspect plissé et chiffonné. En bas, enfin, elle se continue directement avec la muqueuse de la trachée.

A la partie supérieure du larynx, elle tapisse l'épiglotte avec laquelle elle contracte une adhérence intime ; cependant, au niveau de la face postérieure de cet appendice, surtout vers la base, elle est plus lâchement unie aux parties sous-jacentes. On y remarque une série de replis assez saillants, de dépressions assez profondes, au fond desquelles viennent s'ouvrir les canaux excréteurs de grosses glandes. Sur les côtés et en arrière de l'épiglotte, elle se réfléchit et donne naissance aux replis aryténo-épiglottiques. Dans ces parties, le tissu cellulaire sous-muqueux est lâche, mince, lamelleux, ce qui explique la facilité avec laquelle il s'infiltre. Dans l'affection désignée sous le nom d'œdème de la glotte, cette infiltration peut être tellement abondante, que l'orifice supérieur de la cavité laryngienne est obstrué, et que les malades sont voués à une mort certaine et plus ou moins rapide par suffocation, si la trachéotomie ne vient à temps, créer à l'air extérieur une porte d'entrée nouvelle.

La muqueuse parcourt ensuite son trajet descendant, tapisse les parois du vestibule de la glotte, et se replie alors sur elle-même, de manière à constituer la corde vocale supérieure, corde vocale, dans l'épaisseur de laquelle on ne trouve pas de ligament fibro-élastique, comme on l'a cru longtemps, mais simplement de grosses glandes en grappes, et vers la partie postérieure, au voisinage de l'insertion aryténoïdienne, quelques rares faisceaux musculaires provenant des fibres ascendantes du muscle thyro-aryténoïdien. De plus, « la muqueuse si riche habituellement en fibres élastiques, n'y présente, dit Coyne (1), qu'une condensation insignifiante de ces élé-

____

(1) Coyne. *Loc. cit.*

ments, d'où il résulte que la corde vocale supérieure n'est qu'une fausse corde vocale, et représente simplement un repli muqueux très volumineux en forme de bourrelet arrondi ».

Après avoir ainsi donné naissance à la corde supérieure, la muqueuse laryngée revêt dans tous ses recoins la cavité ventriculaire, puis de là, vient tapisser la corde vocale inférieure, sur laquelle elle présente le triple caractère d'être extrêmement mince, transparente, et très adhérente. Enfin, dans la portion sous-glottique, elle répond au périchondre, auquel elle forme un revêtement complet.

La muqueuse du larynx est d'un blanc rosé sur l'épiglotte, les cordes vocales supérieures, et la portion sous-glottique. Elle est d'un blanc cendré dans le vestibule de la glotte, d'un blanc nacré sur les cordes vocales inférieures.

Sa consistance est ferme, résistante ; elle est fortement tendue sur certains points, par suite de son adhérence intime aux parties sous-jacentes.

Son épaisseur est variable suivant les diverses régions dans lesquelles on l'examine. Voici les chiffres exacts que donne Coyne (1). Nous lui empruntons le tableau suivant :

1° *Corde vocale supérieure.*	1re couche.	Jusqu'à la région glandulaire 0mm,3 à 0mm,35.
	2° couche.	Couche glandulaire variable avec le nombre et le volume des glandes.

2° *Ventricule du larynx.* Portion descendante : 0mm,8 à 0mm,9.

3° *Corde vocale inférieure.* Partie libre, région papillaire 0mm,15 à 0mm,2.

4° *Portion sous-glottique.* 0mm,7 à 0mm,8.

Étudions maintenant la structure de la muqueuse laryn-

(1) Coyne, *Loc. cit.*

gée. Comme dans toutes les muqueuses, on trouve : A. Un derme ou chorion. B. Un revêtement épithélial.

A. — Le derme est composé de deux couches : une, superficielle ou réticulée, une, profonde ou glanduleuse.

a. — Entre le plan superficiel et l'épithélium, se trouve une couche sous-épithéliale, homogène, de 11 μ d'épaisseur ; c'est la *membrane basale*, *membrane limitante*, sur laquelle s'implantent les cellules du revêtement épithélial.

b. — Le plan superficiel situé immédiatement au dessous est lui-même constitué par des fibres élastiques formant une couche réticulée, dans laquelle on trouve un certain nombre de corpuscules lymphatiques, véritables *follicules clos*, analogues à ceux de la muqueuse intestinale. Ces follicules clos, que Virchow considérait autrefois comme des produits pathologiques, ont été décrits pour la première fois par Coyne. On ne les rencontre pas sur tous les points de la muqueuse ; il siègent exclusivement dans la partie qui revêt les ventricules. On en compte en moyenne 30 à 50. Leur forme est variable, souvent ovoïde (Cornil).

Sur le bord libre de la corde vocale inférieure, sur une largeur d'environ un millim., on ne trouve pas de follicules clos ; mais en revanche, il existe des *papilles*, que Coyne a encore signalées le premier. Ces papilles, qui sont vasculaires (et quelques-unes probablement nerveuses) ressemblent à celles de la face palmaire des doigts. Elles sont plus développées dans la moitié antérieure de la corde vocale, et sont le point de départ des papillomes qu'on observe dans cette région.

c. — La couche profonde ou *couche glandulaire* est beaucoup plus épaisse, et constituée par du tissu conjonctif et du tissu élastique auxquels viennent se joindre quelques éléments adipeux. C'est dans cette trame conjonctive que se trouvent les glandes, qui appartiennent à la classe des glandes en grappes. Elles sont très nombreuses, et très développées dans les cordes vocales supérieures. Le bord libre des cordes vocales inférieures, qui possède des papilles, est dépourvu d'éléments glandulaires, mais M. Coyne a décrit deux groupes de glandes en grappes, dont le corps est situé entre le chorion muqueux, et les parties contractiles sous-jacentes, et dont le conduit excréteur se portant obliquement en haut et en dedans, vient s'ouvrir sur la face supérieure de la corde vocale inférieure, non loin de son bord libre sur lequel le produit glandulaire est déversé. Une disposition analogue existe à la face inférieure de la corde vocale inférieure. (M. Sappey signale encore des glandes annexées à la muqueuse de l'épiglotte, qui seraient logées dans les dépressions de cet opercule, et dont le conduit excréteur s'ouvrirait à la face postérieure par un orifice extrêmement petit, si petit qu'on ne pourrait le voir, qu'après macération, c'est-à-dire quand l'épithélium est tombé. Le volume de ces glandules varierait entre celui d'un grain de millet, et celui d'une lentille. Mentionnons encore les glandes aryténoïdiennes signalées par Morgagni et qui, d'après cet anatomiste, auraient la forme d'un L majuscule, dont la branche horizontale envelopperait le cartilage de Wrisberg, tandis que la branche verticale serait placée au devant des cartilages aryténoïdes qu'elle longerait dans toute leur hauteur.

Dans la muqueuse qui tapisse les ventricules, on trouve quelques éléments glandulaires mais de petit volume et en petit nombre. Au contraire à la portion sous-glottique, les glandes sont abondantes, relativement grosses et forment une couche presque continue.

Toutes ces glandes possèdent des culs-de-sac arrondis renfermant des cellules à mucus, ayant elles-mêmes, à leur base, un noyau aplati. Leur conduit est tapissé par un épithélium cylindrique.

.B. — La muqueuse du larynx est recouverte par un épithélium cylindrique à cils vibratiles, sur toute la cavité laryngienne, sauf sur l'épiglotte où le revêtement épithélial est pavimenteux stratifié, et sur les cordes vocales inférieures, où il est également pavimenteux stratifié et où il présente la disposition suivante bien indiquée par Coyne :

Les papilles sont revêtues d'une membrane homogène ; c'est la membrane limitante ou basale. Au-dessus se trouve l'épithélium composé de deux couches : une profonde, formée elle-même d'un plan de cellules cylindriques, au-dessus desquelles se trouve un second plan de cellules polygonales, à gros noyaux crénelés ; une superficielle constituée par des cellules aplaties.

La muqueuse du larynx reçoit le sang, de rameaux artériels provenant des artères laryngées supérieures et inférieures, branches de la thyroïdienne supérieure, émanant elle-même de la carotide externe.

Les veines suivent le même trajet que les artères et se jettent dans la jugulaire interne.

Les lymphatiques, très développés au niveau des replis aryténo-épiglottiques, se réunissent en deux ou trois gros troncs qui vont se jeter dans les ganglions situés sur les parties latérales du larynx.

Enfin le nerf laryngé supérieur, branche du pneumogastrique, innerve la muqueuse de l'organe phonateur.

La muqueuse laryngée est sensible. Sa sensibilité est particulièrement exquise au niveau de l'orifice supérieur du larynx. Le contact d'un corps étranger dans cette région, détermine un réflexe qui se traduit par des spasmes et des mouvements précipités de l'organe. Chez certains malades, on éprouve parfois une difficulté très grande à porter des instruments ou des substances médicamenteuses sur les divers points de la cavité laryngienne et cette difficulté provient uniquement de la sensibilité de la partie supérieure. Car, sur les cordes vocales, cette sensibilité est beaucoup moins développée et quand les instruments ont pénétré jusqu'à elles, les manœuvres deviennent beaucoup plus faciles. Un certain nombre d'agents anesthésiques ont été employés pour remédier à ces inconvénients, dans les cas où l'on à pratiquer une opération, ou même simplement un examen laryngoscopique. Il en est un, qui a rendu et rend encore à ce point de vue de précieux services, nous voulons parler du chlorhydrate de cocaïne en solution à titres divers que l'on varie suivant le malade et le genre d'opération. C'est aux filets terminaux du laryngé supérieur qu'est due cette sensibilité de la muqueuse laryngienne. La section de ce nerf, des deux côtés, entraîne une anesthésie complète de la muqueuse.

Nous avons dit qu'il existe dans la couche profonde du derme un grand nombre de glandes. Celles ci sécrètent un mucus analogue à celui qui humecte la pituitaire ; mais ce mucus est moins épais, moins visqueux, moins consistant, presque liquide, et sert simplement à lubrifier d'une façon permanente la muqueuse du larynx.

CHAPITRE II

Historique.

Si les manifestations cutanées de la scrofulo-tuberculose, par les mutilations parfois si considérables qu'elles déterminent, ont attiré de tout temps l'attention des médecins ; si elles ont donné lieu à des descriptions magistrales, à des tableaux si fidèles et si expressifs de la part des dermatologistes de tous les pays et de tous les âges ; en revanche, on doit dire que les lésions profondes, internes, les lésions viscérales et muqueuses ont à peu près complètement échappé à l'observation, et ont été pendant bien longtemps laissées dans l'oubli. On a beau parcourir et feuilleter les ouvrages ayant paru avant le commencement de ce siècle, on ne trouve, sur ce sujet, aucune étude détaillée, et les quelques auteurs, qui en font mention, indiquent seulement, sans autre explication, la possibilité d'extension du lupus de la face aux fosses nasales, à la cavité buccale, au pharynx.

En 1829, Travers (1), le premier, signale dans le quinzième volume du *Medico chirurgical Transactions* les lésions scrofuleuses de la bouche et du pharynx... « The subject of this disease, are if young, of a palpably scrofulous tempérament... », dit-il.

(1) TRAVERS. *Medico-chirurgical Transactions of London.* 1829, t. 15°, p. 254.

En 1832, Arnal (1) étudie, par comparaison, les manifestations de la scrofule et de la syphilis sur la peau et les muqueuses. Il considère les premières comme plus désastreuses et plus graves que les secondes.

En 1835, Rayer (2) étudie plus en détail la propagation du lupus de la face aux muqueuses avoisinantes.

Alibert (3), Devergie (4), Cazenave (5), décrivent aussi le lupus des fosses nasales, de la cavité buccale, des gencives, de la voûte et du voile du palais, du pharynx. Ils insistent sur les pertes de substance plus ou moins étendues, et sur les cicatrices qui en résultent. Cazenave va même jusqu'à décrire des ulcérations scrofuleuses des muqueuses en l'absence de toute lésion de la peau (lupus primitif).

A partir de ce moment l'exemple était donné; les illustres maîtres de l'hôpital Saint-Louis que nous venons de nommer avaient tracé la voie ; il n'y avait plus qu'à emboîter le pas derrière eux et à les suivre. C'est ce qui ne manqua pas de se produire, tant en France qu'à l'étranger.

En 1844, Hamilton (6) fait un mémoire très complet sur les angines scrofuleuses. Les ulcérations, les cicatrices et les adhérences qui en résultent et qui unissent le voile du palais au pharynx, rien n'y manque. Ces diverses manifestations sont tantôt bénignes, tantôt très graves. Ce travail, paru dans le *Dublin journal of medical*

---

(1) ARNAL. *Journal hebdomadaire*, 1882, 2ᵉ série, t. 8, p. 99.

(2) RAYER. *Traité des maladies de la peau*, p. 195.

(3) ALIBERT. *Précis théorique et pratique des maladies de la peau.*

(4) DEVERGIE. *Traité pratique des maladies de la peau*, 2ᵉ édition, 1857.

(5) CAZENAVE. *Traité des maladies de la peau et de la syphilis*, t. 4, p. 171.

(6) HAMILTON. *Dublin journal of medical science*, 1844, travail analysé in *Archives générales de médecine.* 1845.

science, 1844, marque un grand progrès dans l'étude des scrofulides des muqueuses.

En 1845, Tardieu, (1) dans sa thèse inaugurale (De la morve et du farcin chronique), publie l'observation d'une jeune fille de 13 ans, morte, après avoir présenté des signes de scrofule, des altérations de la voix datant de trois ans, et à l'autopsie, on trouva une destruction des cornets, du voile du palais et de l'épiglotte. Ces pièces avaient déjà été présentées à la Société anatomique par l'auteur en 1842.

En même temps en Allemagne, Werrnher et Pohl (2), étudient les lésions lupiques des muqueuses, et ce dernier insiste tout particulièrement, sur la nécessité absolue qu'il y a d'examiner la gorge dans tous les cas de lupus.

En 1858 paraissent les Leçons sur la scrofule, de notre illustre Bazin (3). L'auteur de cette œuvre magistrale passe en revue les lésions cutanées, muqueuses et viscérales de la scrofule; il cite deux observations très importantes d'angine ulcéreuse, mais ne dit pas un mot des lésions du larynx.

Bryk (4) (de Cracovie), Czermack (5), Coulson (6), H. Paul (7), apportent leur tribut à l'étude du lupus des muqueuses, dont ils publient des observations.

En 1865, une grande discussion a lieu à la Société de médecine de Vienne sur la nature de certaines ulcérations

---

(1) TARDIEU. *De la morve et du farcin chronique.* Th. doctorat, 1845. *Bulletins de la Société anatomique.* 1842.

(2) POHL. *Virchow's Archiv.,* 1854, t. VI, p. 192.

(3) BAZIN. *Leçons sur la scrofule.* 1858.

(4) BRYK. In *Wiener medicin. Wochenschrift.* 1854.

(5) CZERMACK. *Académie des sciences de Vienne.* 1854.

(6) COULSON. In. *The Lancet,* novembre 1862.

(7) H. PAUL. *Arch. fur Klin. chirurg.,* t. 7*, p. 199, traduit par VERNEUIL, in *Arch. gén. méd,* 1865.

du pharynx et du larynx. Les avis sont partagés. Les uns regardent ces ulcérations comme scrofuleuses. Les autres les rapportent à de la syphilis héréditaire.

La même année, une discussion semblable portant sur le même sujet se produit à la Société médicale des hôpitaux de Paris. Prennent part au débat, MM. Hérard, Lailler, Desnos, qui apportent cinq observations nouvelles.

Jusqu'à maintenant, sauf le cas rapporté par Tardieu, et quelques ulcérations laryngées notées et discutées en séance publique de Vienne, les lésions de la bouche et du pharynx ont seules attiré l'attention, et on ne s'est pas occupé des lésions de même nature de l'organe de la voix.

Peu à peu cependant, le laryngoscope se vulgarise, entre dans la pratique médicale, devient un procédé d'exploration précieux auquel on a recours plus souvent que par le passé, et on ne tarde pas à en voir les heureux résultats.

En 1871, Isambert (1) rapporte des cas dans lesquels, à côté de manifestations scrofuleuses bucco-pharyngées, existent simultanément sur le larynx des lésions de même nature.

L'année d'après, MM. Desnos, Dumontpallier, Libermann rapportent chacun une observation de scrofulide laryngée. M. Libermann publie une observation du lupus du larynx chez une jeune fille de 14 ans, dont la peau est complètement indemne de toute affection et qui est atteinte de scrofulide ulcéreuse du voile du palais (2).

M. Fougère en 1871 (3), dans sa dissertation inaugurale,

(1) ISAMBERT. *Société médicale des hôpitaux.* 1871-1872.

(2) DESNOS, DUMONTPALLIER, LIBERMANN. *Société méd. des hôpitaux.* 1872.

(3) FOUGÈRE. Th. doctorat, 1871.

inspirée par M. C. Paul (1), cite parmi ses curieuses observations de lupus des muqueuses, un fait de lupus du
larynx, que lui a communiqué son maitre.

En 1873, parait la thèse de M. A. Koch (2), sur les pha-
ryngo-laryngites scrofuleuses.

M. Lemaistre (3), dans sa thèse en 1874, étudie plus particulièrement les angines scrofuleuses superficielles.

En 1875, G. Homolle (4) soutient une thèse remarquable, intitulée : *Des scrofulides graves de la muqueuse
bucco-pharyngienne (angines scrofuleuses graves. Lupus
de la gorge).* Cette étude est riche en faits et en observations (et nous sommes heureux de dire en passant que
nous y avons puisé un certain nombre de documents).
Parmi les cas relatés par Homolle, nous en relevons un
pris dans le service de M. E. Besnier à l'hôpital St-Louis.
Il s'agit d'un homme de 27 ans, présentant une scrofulide
tuberculo-ulcéreuse de la face, des lèvres, de la gorge, de
la langue et des lésions du côté du larynx.

En 1878, paraissent la thèse inaugurale de M. Fauverteix (5) sur les *formes bénignes de l'angine scrofuleuse,*
et la thèse d'agrégation de M. Looten (6) (de Lille), sur les
scrofulides des muqueuses. La part faite aux lésions
laryngées dans ces deux travaux est extrêmement minime.

(1) C. PAUL. *Leçon clinique.* 1869.

(2) A. KOCH. *De l'angine scrofuleuse (Pharyngo-laryngite scrofuleuse).*
Th. doctorat. Paris, 1873.

(3) LEMAISTRE. *Etude sur les angines scrofuleuses superficielles.* Th.
doctorat. Paris, 1871.

(4) G. HOMOLLE. *Des scrofulides graves de la muqueuse bucco-pharyngienne, angines scrofuleuses graves. Lupus de la gorge.* Th. doctorat. Paris, 1875.

(5) FAUVERTEIX. *Formes bénignes de l'angine scrofuleuse.* Th. doctorat.
Paris, 1878.

(6) LOOTEN. *Scrofulides des muqueuses.* Th. agrégation. Paris, 1878.

La même année, Georges Lefferts (1) (de New-York),
publie une étude clinique d'un cas de lupus du larynx.
L'auteur fait suivre l'observation de sa malade de considérations pleines d'intérêt. Les symptômes y sont bien
tracés, le diagnostic différentiel discuté avec beaucoup
de précision, le pronostic et le traitement parfaitement
indiqués.

En 1880, Isabel (2), frappé de l'oubli dans lequel sont
laissées les scrofulides laryngées, soutient sur ce sujet une
excellente thèse faite d'après le conseil du D' Poyet. Dans
ce travail très consciencieux, le plus complet paru jusqu'a-
lors, l'auteur traite tous les points de la question avec
beaucoup de détails, et intercale, dans sa nosographie, un
certain nombre d'observations personnelles ou puisées
dans les auteurs.

En 1882, Chiari (3), professeur de laryngologie à
Vienne, et son chef de clinique Riehl font paraitre une
monographie complète, et très importante sur le *lupus
commun du larynx (lupus vulgaris laryngis)*. Cette
monographie renferme huit cas de laryngopathie lupeuse,
observés dans la clinique du Prof. Kaposi.

En 1883, Alex. Haslund (4) (de Copenhague) publie
la statistique des lésions laryngées observées depuis 1877,
chez les lupiques de l'hôpital de cette ville, qui tous sont
soumis systématiquement, depuis l'année 1866, à l'examen
laryngoscopique. Ce médecin insiste tout particulièrement
sur l'utilité qu'il y a à examiner le larynx de tous les malades atteints de lupus. Son travail est suivi de la relation

(1) G. LEFFERTS. *Étude clinique d'un cas de lupus du larynx*, traduit
dans les *Annales des maladies de l'oreille*, 1378, par Douglas Aigre.

(2) ISABEL. *Des scrofulides laryngées*. Th. doct. Paris, 1880.

(3) CHIARI et RIEHL. Lupus vulgaris laryngis, In *Viertelj. f. derm.
u. syph.* 1883.

(4) ALEX. HASLUND. Zur statistik des lupus laryngis, in *Viertelj. für
derm. und syph.*, 1883, p. 471.

de onze cas nouveaux, dont un de lupus primitif tiré de sa pratique particulière. Déjà la statistique des lésions laryngiennes lupeuses de l'hôpital de Copenhague avait été publiée, de 1866 à 1877, par Holm, qui avait trouvé six faits de lupus du larynx (1).

En 1884, paraît l'excellente thèse de M. Renouard (2), écrite sous l'inspiration de M. le Dr E. Besnier, sur le *lupus et ses rapports avec la scrofule et la tuberculose*. Ce n'est qu'incidemment, que l'auteur nous entretient des manifestations laryngées du lupus. .

En 1886, M. le Dr Schwartz (3), dans sa thèse d'agrégation sur les *tumeurs du larynx*, consacre quelques lignes au diagnostic différentiel du lupus et du cancer de l'organe de la voix.

Nous pourrions citer encore un certain nombre d'observations ou de travaux ayant trait à notre sujet. Nous nous contenterons de mentionner, en dehors des cas ci-dessus, les observations de Türck (quatre), de Morell-Mackenzie (deux), de Tobold (deux), de R. Thomas (deux), de Virchow, Ganglhofner, Grossmann, Ziemssen, Van Sandwoord, Hunter Mackenzie, Jurassz, Critchett, Gerhardt, Eppinger, Moure (4), etc., les articles de MM. Peter, Desnos, Rollet, Krishaber (5) dans le Dictionnaire encyclopédique des sciences médicales. Enfin, on trouve, dans

(1) Mlle WILBOUTCHEWITCH, externe des hôpitaux, a bien voulu mettre à notre disposition sa connaissance approfondie de la langue allemande et nous traduire le travail de Chiari et Riehl, celui d'Haslund et les observations allemandes que nous publions ci-dessous ; nous la remercions bien sincèrement.

(2) E. RENOUARD. *Du lupus et de ses rapports avec la scrofule et la tuberculose*, thèse de doctorat, Paris, 1884.

(3) E. SCHWARTZ. *Des tumeurs du larynx*, th. agrég. Paris, 1886, p. 144.

(4) Nous publions tous ces faits au chapitre : *Observations*.

(5) DESNOS, PETER, ROLLET, KRISHABER. Articles *Angine* et *Laryngite* du *Dict. encyclopédique des sciences médicales*.

les Annales de dermatologie et de syphiligraphie, dans les Annales des maladies de l'oreille et du larynx, dans la Revue mensuelle de laryngologie et d'otologie, dans la Revue trimestrielle de M. le professeur Hayem, et dans un certain nombre de publications étrangères, des mémoires, articles, analyses critiques, faits, observations ayant trait aux manifestations de la scrofulo-tuberculose sur les muqueuses, en général et sur le larynx en particulier.

Nous pourrions arrêter là nos considérations historiques : cependant, il est un point qui touche de trop près à notre sujet, pour que nous n'en disions pas un mot. Nous voulons parler de la nature du lupus, quel que soit du reste son siège (peau, muqueuses, viscères). Cette question a soulevé bien des débats. Sans citer toutes les discussions qui ont eu lieu à ce point de vue et se produisent encore isolément au sein des sociétés médicales de tous les pays, nous ne saurions passer sous silence les opinions qui ont été émises dans le congrès international de médecine tenu à Copenhague (1) en 1884. L'accord, quoique bien près de se faire aujourd'hui entre les dermatologistes, n'est pas encore parfait. Des médecins éminents, tels que MM. E. Vidal, Kaposi, Jarisch, Schwimmer, etc. se refusent en effet à admettre l'identité du lupus et de la tuberculose, identité défendue avec beaucoup de talent et de précision par MM. E. Besnier, Leloir, Cornil, Doutrelepont, Unna, Max Schüller, Demme, Pfeiffer, Pick, etc. qui ont apporté à l'appui de leur manière de voir, non seulement des faits cliniques, mais encore des preuves histologiques et expérimentales. Nous n'insistons pas davantage là-dessus, nous proposant de discuter, à l'article Pathogénie les diverses théories émises à ce sujet.

(1) *Congrès médical international de Copenhague*, section de dermatologie. Analyse par T. BARTHÉLEMY, in *Annales de dermatologie et de syphiligraphie*, 25 octobre 1884.

CHAPITRE III

Anatomie pathologique.

Le lupus du larynx est une affection dont le caractère est d'être essentiellement chronique et d'évoluer lentement et sournoisement. Par lui-même, il ne détermine presque jamais la mort. Celle-ci, du reste, chez les lupeux, n'arrive qu'à échéance plus ou moins longue, et c'est une complication ou une maladie intercurrente qu'on doit incriminer, quand elle se produit. Rares sont donc les autopsies que l'on a pu faire ; comme conséquence, le chapitre Anatomie pathologique est assez pauvre, et nécessite encore de nouvelles recherches. Pour notre part, nous n'avons pas eu l'occasion de voir, ou de faire de nécropsie de lupus laryngé : nous sommes donc obligé de nous en rapporter, à ce point de vue, aux auteurs qui ont pu étudier sur le cadavre les lésions de la maladie qui nous occupe.

A. *Lésions macroscopiques.* — Voici comment Virchow (1) décrit les conditions anatomiques ordinaires que l'on trouve dans le lupus du larynx, d'après un cas examiné par lui :

« Une cicatrice indurée, entourée d'excroissances,

____

(1) VIRCHOW. *Pathologie des tumeurs* traduite par ABRONHSON. (Art. *Lupus.*)

aussi grosses qu'un pois s'étendant du milieu du dos de la langue jusque dans la profondeur de ses racines. L'épiglotte était excessivement dure, et bordée de productions verruqueuses dures. Depuis ce niveau, les tissus étaient indurés et noueux jusqu'à la trachée; les cartilages aryténoïdes étaient profondément ulcérés, et entourés d'excroissances papillaires. »

De son côté, le Dr R. Thomas (1) publie, dans les archives de Virchow, des recherches anatomiques sur le lupus, dans lesquelles il relate l'autopsie d'un jeune homme de 17 ans (voir observ. XXXVII) atteint de lupus ulcéreux de la muqueuse du nez, du pharynx et du larynx. Voici ce qu'il dit, relativement aux lésions de l'organe phonateur :

« L'orifice supérieur du larynx se présente sous la forme d'une fente ovale. A son extrémité antérieure, cette fente est limitée par une saillie épaisse, qui englobe l'épiglotte et qui se prolonge en arrière sur les ligaments aryténo-épiglottiques. Ceux-ci sont fortement soulevés, et donnent, en partie la sensation d'un corps résistant, en partie celle de l'œdème. L'extrémité postérieure de l'orifice laryngé est également épaissie, et tous les plis de la muqueuse sont effacés. L'épaississement et le gonflement s'étend dans l'intérieur de sa cavité, de sorte qu'on ne peut plus distinguer ni les cordes vocales, ni les ventricules, etc... »

Nous avons cité ces deux cas, qui nous ont paru caractéristiques; ajoutons que les descriptions anatomo-pathologiques faites depuis, ne sont guère que des variantes de celles ci-dessus et que les auteurs sont tous d'accord, ou à peu près, sur les lésions macroscopiques du lupus du larynx.

(1) Dr R. THOMAS, in *Annales de Virchow*. Obs. X.

Ainsi donc, en résumé : hypertrophie et induration de l'épiglotte ; tuméfaction des régions aryténoïdiennes et ventriculaires; nodosités , tubercules lupiques, verruqueux et papillaires ; cordes vocales dépolies quelquefois, d'autres fois absolument indemnes ; muqueuse de l'organe tout entier gonflée, baignée par une sécrétion catarrhale d'abondance et de densité variables: telles sont les lésions que l'on aperçoit à l'œil nu, quand le lupus n'est pas de date trop ancienne.

A une période plus avancée de l'évolution morbide, on remarque des érosions, des exulcérations, des ulcérations même, plus ou moins étendues en surface et plus ou moins profondes. Ces ulcérations, qui peuvent occuper tous les points de la cavité laryngienne, sont quelquefois fongueuses, suintantes, et même laissent sourdre un liquide puriforme ou du pus véritable.

Enfin, dans certains cas, à côté de lésions jeunes, on peut reconnaître des altérations anciennes, se traduisant par des cicatrices, scléreuses, blanches, rétractiles, plus ou moins déprimées.

Telles sont les lésions macroscopiques que l'on rencontre dans le lupus du larynx; nous n'y insistons pas davantage, car un grand nombre d'entre elles sont visibles pendant la vie au laryngoscope. Nous aurons donc occasion d'y revenir, en étudiant la symptomatologie.

B. *Lésions histologiques.* — Si les anatomo-pathologistes s'entendent sur les altérations macroscopiques, en revanche, l'on peut dire que l'accord n'est pas encore fait en ce qui regarde les lésions histologiques.

Certains auteurs rattachent le lupus, soit de la peau, soit des muqueuses, à une altération des glandes. Pour eux, ce serait une sorte d'épithélioma tubulé des glandes, déterminant plus ou moins rapidement la destruction des éléments de la muqueuse. Cette idée défendue par Ch. Robin en France, par Rindfleisch en Allemagne, compte encore quelques partisans (Looten)(1).

Virchow (2), au contraire, range le lupus dans la classe des granuloses. Pour lui, les nodules lupiques sont composés de tissu granuleux, jaunes, mous, ordinairement vasculaires ; on y trouve des cellules rondes et des cellules géantes. Il regarde ce processus comme une prolifération du tissu conjonctif et non de l'épithélium. Cette prolifération aboutit à la longue à des ulcérations qui détruisent plus ou moins profondément les parties sous-jacentes, et qui donnent lieu après elles, à des cicatrices de peu de résistance, et de peu de vitalité ; ce que ne tardent pas à démontrer de nouvelles poussées morbides.

Un grand nombre d'histologistes se rallient aujourd'hui à l'opinion de Virchow. Vulpian, MM. Charcot, Cornil, Grancher, Brissaud, Renaut, Leloir, Chandelux, Nepveu, en France ; R. Thomas, Rabl, Ziemssen, Köster, Schüppel, Friedlander, Doutrelepont, Pick, Unna, etc. à l'étranger, regardent le tissu lupique de la peau ou des muqueuses, comme un tissu granuleux constitué par des cellules géantes, entourées de cellules épithélioïdes présentant à la périphérie des éléments embryonnaires et pouvant subir la dégénérescence caséeuse.

A ces caractères, il est facile de reconnaitre le tubercule naissant, la granulation tuberculeuse élémentaire (*follicule tuberculeux* de Charcot, *scrofulome* de Grancher).

Depuis la découverte de R. Koch (de Berlin), les recherches des histologistes ont fait déceler le bacille décrit

(1) LOOTEN. *Scrofulides des muqueuses.* Thèse d'agrég. section de médecine, 1878.

(2) VIRCHOW. *Loc. cit.*

par lui, dans les éléments du lupus. Ce bacille tuberculeux siège ordinairement dans les cellules géantes ou dans
les cellules épithélioïdes voisines. On l'y trouve toujours
en très petite quantité. Les auteurs insistent sur la nécessité qu'il y a de pratiquer un grand nombre de coupes
pour arriver à le trouver. Il n'est pas rare, en effet de ne
pas en rencontrer de traces sur huit, dix coupes, alors que
sur la onzième ou la douzième, par exemple, on en trou-
vera plusieurs.Quoi qu'il en soit, la présence du bacille de
Koch dans le tissu lupique est indiscutable ; il a été constaté par des hommes éminents, dont le savoir et la bonne
foi ne sauraient être mis en doute, et il suffit de citer, pour
être édifié à ce sujet, les noms de Friedlander, Köster,
Doutrelepont, Demme, Pfeiffer, Cornil, Leloir, etc. La présence du bacille de Koch dans les éléments lupiques a
produit une grande révolution dans l'interprétation pa-
thogénique du lupus ; et c'est là-dessus que l'on s'est basé
pour identifier lupus et tuberculose. Mais nous ne voulons pas empiéter sur ce terrain ; nous nous contentons de
signaler ce fait, nous réservant de le discuter dans un
autre chapitre.

C. *Lésions concomitantes.* — Nous devons signaler,
en terminant ces considérations anatomo-pathologiques,
les lésions concomitantes qui accompagnent le lupus du
larynx. Ordinairement en effet, le lupus laryngé n'est
pas solitaire. On est allé jusqu'à nier l'existence du lupus
primitif du larynx, c'est exagéré ; mais d'un côté, nous
devons convenir que celui-ci est très rare, et d'un autre
côté, ainsi que nous l'avons dit plus haut, ce n'est
qu'exceptionnellement que la mort arrive de par le fait
d'une laryngite lupeuse.

Le plus souvent, on rencontre sur d'autres muqueuses
(bouche, pharynx, fosses nasales), des manifestations lupi-

ques, et on peut trouver à la peau, soit sur la face, soit sur le tronc, ou sur les membres, des placards de lupus plus ou moins discrets, ou plus ou moins nombreux et confluents.

Il n'est pas rare non plus, de trouver aux poumons des lésions tuberculeuses à tous degrés de leur évolution, lésions qui peuvent siéger aussi sur les plèvres, le péritoine, l'intestin, le cerveau, les méninges, etc. Le professeur Doutrelepont (1), de Bonn, a rapporté tout récemment, un cas de méningite tuberculeuse, survenu chez une jeune fille atteinte de lupus de la face et ayant entraîné la mort de la malade, d'une façon assez brusque et rapide. Les médecins de l'hôpital Saint-Louis ont eux-mêmes remarqué que la tuberculose pulmonaire constituait pour les lupeux, une manière de mourir des plus fréquentes.

Certains sujets ont présenté, pendant la vie, à côté de manifestations lupiques, des tuberculoses locales (abcès froids, coxalgies, tumeurs blanches) dont on trouve les lésions à l'autopsie. Enfin, si le malade a été emporté par une maladie intercurrente, on trouve les altérations propres à cette dernière.

(1) DOUTRELEPONT (de Bonn). Méningite tuberculeuse consécutive au lupus ; bacilles de la tuberculose dans le sang. In *Deutsche medicinische Wochenschrift*, 1885, n° 7.

CHAPITRE IV

Symptômes

« *Le lupus du larynx demande à être recherché.* » —
Telle est la formule, nous pouvons même dire l'axiome,
que nous devons écrire en tête de ce chapitre symptomatique. Loin de s'annoncer, en effet, par des phénomènes
bruyants, survenant brusquement et à l'improviste, par
suite, attirant forcément l'attention du côté de la gorge, le
lupus laryngé, surtout à sa première période, évolue d'une
façon sournoise et latente. Les symptômes fonctionnels,
tels que douleur ou troubles vocaux, font complètement
défaut, à l'ordinaire. Dans certains cas, on peut soupçonner la nature de l'affection, mais même alors qu'on l'a
dûment constatée et reconnue au laryngoscope, il est
absolument impossible de préciser exactement l'époque à
laquelle remonte son début. La conséquence qui en découle
est, qu'on doit examiner systématiquement et sans parti
pris tous les malades qui présentent des traces de lupus
sur la peau ou les muqueuses, ou bien qui sont atteints de
manifestations quelconques de la scrofulo-tuberculose,
pour aussi bénignes que soient celles-ci. Cette pratique
qui a été adoptée dans un certain nombre d'établissements
hospitaliers ,a donné déjà d'excellents résultats.

Dans l'analyse des symptômes que présente le lupus
du larynx, nous devons envisager deux cas : dans le premier, l'affection laryngée existe en même temps qu'un
lupus de la peau ou d'une autre muqueuse. Dans le second,

la maladie se localise d'emblée sur le larynx, le tégument externe et les autres parties du corps étant complètement indemnes de toute lésion.

Le premier cas, dit *lupus secondaire*, est le plus fréquent ; par contre, le second, dit *lupus primitif*, est extrêmement rare, si rare que quelques auteurs en nient encore l'existence et qu'Homolle (1) écrivait en 1875, dans sa remarquable thèse sur les scrofulides graves de la muqueuse bucco-pharyngienne : « Le lupus primitif du larynx est encore à démontrer d'une manière positive. »

A. — **Lupus secondaire du larynx.**

Étudions d'abord le lupus secondaire du larynx, celui que l'on observe le plus souvent. Ainsi que nous l'avons dit, nous comprendrons sous cette désignation : le lupus laryngé qui se développe parallèlement ou consécutivement à une affection de même nature, située sur toute autre partie de l'économie.

Deux circonstances peuvent se présenter :

Le plus souvent, on a affaire à un malade chez lequel un placard lupeux de la face, plus ou moins étendu, envahit les fosses nasales ou la cavité buccale, de là, le voile du palais, le pharynx, et gagne ensuite par propagation la cavité laryngienne.

D'autres fois, il s'agit d'un sujet, qui porteur d'un lupus des membres, du tronc, en un mot, d'un segment du corps éloigné du larynx, n'en voit pas moins se développer sur ce dernier organe une maladie de même nature. Ici, il ne s'agit plus d'un lupus laryngé produit par extension voisine du mal, mais bien d'une manifestation locale d'une

(1) G. HOMOLLE. Th. de doctorat, 1875, p. 73.

même affection, qui s'est produite en deux points différents plus ou moins distants l'un de l'autre.

1. — *Troubles fonctionnels.* — Dans le premier cas, les phénomènes laryngiens sont masqués ordinairement par les accidents qui se manifestent du côté du pharynx, c'est-à-dire par des phénomènes angineux qui priment et dépassent en intensité les signes propres à la laryngopathie qui, de ce fait, peut souvent passer inaperçue. Ces symptômes consistent surtout dans la difficulté de la déglutition, et dans des troubles vocaux particuliers, indépendants de lésions de l'appareil phonateur. On remarque, en effet, que la voix est traînante, entrecoupée, nasonnée. Il arrive quelquefois que le lupus a mutilé plus ou moins le voile du palais, a détruit partie ou totalité de ce voile, ou s'il est plus ancien, a déterminé des adhérences entre lui et la paroi postérieure du pharynx, sous forme de brides cicatricielles et scléreuses. Il existe, en outre, dans certains cas, des perforations de la voûte palatine, ayant amené des pertes de substance étendues. Alors ce nasonnement de la voix est porté à son maximum ; les malades ne peuvent plus émettre que des sons inintelligibles en *hon,* et n'arrivent que très difficilement à se faire comprendre.

Dans le second cas, nous ne retrouvons plus de phénomènes pharyngiens. Seul, de tous les organes internes, le larynx est intéressé et comme la maladie se localise plus spécialement sur l'épiglotte, comme les cordes vocales sont très souvent indemnes, nous n'observons aucun trouble de la voix ; rien ne met sur la route du diagnostic, et c'est alors que la maladie demande, pour ainsi dire, à être devinée. Tout au plus, si les lésions du fibrocartilage sont assez accentuées pour déterminer des phé-

nomènes de compression ; le malade se plaindra de difficulté et de douleur à la déglutition, peut-être de dysphagie, et ce sera tout. De troubles phonateurs, point ; et c'est
ici le cas ou jamais de reproduire les paroles que M. le
Prof. A. Fournier, prononçait au sujet des manifestations
laryngées, d'une affection non moins grave, la syphilis :

« Du reste, dit M. Fournier (1), notons-le bien, la proportion des troubles vocaux est loin de rendre compte de
la proportion des lésions laryngées. Les troubles vocaux
sont assez rares (dans la syphilis secondaire), mais on
avait eu le tort de mesurer sur leur fréquence, la fréquence
des lésions laryngées. Celles-ci sont beaucoup plus com-
munes que ceux-là, et la raison en est fort simple ; car,
parmi les lésions laryngées, il n'y a tout naturellement,
que celles de l'appareil vocal proprement dit qui déterminent des troubles vocaux. Seulement, il fallait s'aviser
d'aller rechercher ces lésions chez des malades ne présentant aucun désordre fonctionnel du larynx, et c'est là
précisément ce qu'on avait négligé de faire..., etc. »

Ce qu'a écrit M. le Prof. Fournier pour les laryngites
syphilitiques s'applique avec une remarquable exactitude
aux laryngites lupiques. En remplaçant le mot syphilis
par celui de lupus, on serait tenté de croire que cette
description a été faite pour le lupus du larynx.

Ainsi donc, et en résumé, dans les premières phases de
la maladie qui nous occupe : ou le pharynx est pris et les
troubles angineux dominent la scène ; ou il est indemne,
et les troubles vocaux étant rares, il est fort difficile, si
on n'est prévenu et si on ne la recherche pas, de déceler
la laryngopathie. Nous disons que les troubles vocaux
sont rares ; cependant exceptionnellement, chez certains

---

(1) A. FOURNIER. *Leçons sur la syphilis étudiée plus particulièrement
chez la femme.* 2ᵉ édition, p. 445, 1881.

malades, les lésions peuvent occuper au début l'appareil vocal, et on observe une certaine raucité de la voix, comme dans les laryngites catarrhales simples.

Petit à petit, la maladie fait des progrès, gagne les cordes vocales et alors il existe des désordres dans l'appareil phonateur qui se traduisent par les signes suivants :

La voix d'abord voilée, s'affaiblit, se casse, devient rauque, demi-éteinte ; cet enrouement peut être permanent, mais il est toujours beaucoup plus marqué, le matin au réveil, ou le soir après les fatigues de la journée. On observe quelquefois, une aphonie intermittente ; mais même, dans ce dernier cas, ainsi que le fait remarquer le docteur Isabel (1), la prononciation est toujours claire et distincte, et on peut espérer que cette aphonie ne sera que passagère, et qu'au bout de quelque temps le malade pourra recouvrer la voix, voix, qui cependant sera encore rauque et cassée. Isabel a observé dans le service de M. le professeur Fournier à l'hôpital Saint-Louis, une jeune fille chez laquelle la voix rauque, au début, s'éteignit subitement, et reprit un certain temps après son premier caractère.

Au bout de quelque temps, par suite des progrès du mal, il peut survenir des tubercules lupiques au niveau des insertions des cordes. Ces tubercules s'ulcèrent, déterminent une perte de substance, qui peut s'étendre plus ou moins loin sur les rubans vocaux, et alors, ceux-ci détruits dans leur insertion, ne possèdent plus la tension nécessaire, par suite ne peuvent plus vibrer ; comme conséquence, il en résulte une aphonie complète, qui peut persister indéfiniment.

La *toux*, dans le lupus du larynx, est assez rare,

(1) F. ISABEL. *Des scrofulides laryngées.* Thèse de doctorat. Paris, 1880, n° 120, p. 27.

surtout au début ; elle peut être spontanée ou provoquée. Quand elle est spontanée, c'est en général à une cause extra-laryngienne que l'on doit l'attribuer ; elle est due le plus souvent à une complication du côté des bronches ou du poumon (surtout à la tuberculose pulmonaire), qui, ainsi que nous le verrons, accompagne assez souvent le lupus de la peau ou des muqueuses.

Quand l'affection a atteint un certain développement, que le larynx est tuméfié, soit dans sa totalité, soit dans une certaine partie de son étendue ; alors l'organe de la voix présente des connexions plus intimes avec les organes voisins, le cadre dans lequel il se meut étant plus restreint, puisqu'il y occupe une place plus grande. Aussi, ses mouvements d'élévation et d'abaissement déterminent-ils des frottements avec les parties voisines, frottements susceptibles de produire de la toux. Quand le bol alimentaire pénètre dans l'œsophage, celui-ci distendu vient appuyer plus directement et plus fortement sur le larynx, et détermine de la toux qui est le résultat de la compression. Enfin, l'examen laryngoscopique, le contact des instruments (tiges, éponges, pinceaux à pansements, scarificateurs, couteaux galvano-caustiques) dont on se sert dans le traitement de la maladie que nous étudions, suffisent à provoquer, par les titillations qu'ils exercent sur l'organe, des mouvements laryngiens dont la conséquence est la production de la toux. Celle-ci, d'ailleurs, n'est pas uniforme dans ses caractères : ordinairement sèche et brève, elle peut devenir bruyante, quinteuse et s'accompagner du rejet de mucosités glaireuses qui sont toujours en petite quantité.

Certains auteurs, et Isabel en particulier, dans sa thèse, affirment que l'expectoration est à peu près nulle, et jamais sanguinolente. C'est là une opinion que nous ne partageons pas et que nous ne saurions accepter. Il est vrai, en effet, qu'au laryngoscope, on constate que le larynx n'est ordinairement baigné que par une quantité minime de liquide catarrhal ou de pus (suivant la période de l'affection). Mais cela n'empêche pas les malades d'expulser des crachats, qui tantôt muqueux et filants sont quelquefois épais et puriformes. Nous avons remarqué chez presque tous les lupiques atteints de lésions laryngées que nous avons examinés, cette expectoration, qui sans être abondante (nous le répétons à dessein), mérite néanmoins d'être prise en considération. De plus, chez une de nos malades, qui ne présente aucune lésion bronchique ni pulmonaire (nous insistons sur ce point), nous avons observé dans les crachats des stries sanguinolentes très marquées, et suffisantes parfois pour teinter le produit expectoré (voir observation I). Ces filets hémoptoïques provenaient très vraisemblement chez elle des ulcérations qui siègent sur ses cordes vocales qui sont extrêmement tuméfiées. Mentionnons encore, chez les sujets atteints de lupus du larynx, une *hypersécrétion salivaire*, due probablement à une action réflexe. Ce fait que nous n'avons trouvé indiqué nulle part, nous paraît avoir une certaine importance. Il est à peu près constant, puisque nous l'avons noté dans presque tous les cas.

Les troubles respiratoires ne se rencontrent qu'à une période avancée de la maladie. Au début, en effet, la respiration est normale. Cependant, dans certains cas, même dans les premières phases du mal, on peut constater de la dyspnée, et celle-ci est due le plus souvent à une tuméfaction hypertrophique de l'épiglotte. Ce fibro-cartilage est entraîné par son poids devenu plus considérable sur l'orifice supérieur de la cavité laryngienne qu'il recouvre en partie ; par suite, l'air éprouve plus de difficultés à pénétrer dans les voies qui lui sont destinées ; il se produit des phénomènes dyspnéiques, qui se traduisent par un bruit de sifflement. Celui-ci est en général peu prononcé, car il existe toujours, au moins à cette période, un espace, qui quoique restreint, est encore assez large pour permettre le passage de l'air extérieur. La position horizontale au lit augmente cette dyspnée dans une certaine proportion; aussi les malades, pour y remédier, se soulèvent-ils fréquemment.

Plus tard, à une époque plus avancée, il n'en est plus de même : non seulement l'épiglotte est hypertrophiée, mais de plus, les rubans vocaux, la muqueuse des ventricules, et de la région aryténoïdienne sont gonflés; ajoutons encore que chez certains malades, tantôt une corde vocale, tantôt les deux, sont parésiées, ou même paralysées, par suite, peu ou pas mobiles; comme conséquence, il s'ensuit une sténose glottique plus ou moins complète, qui est caractérisée par des symptômes alarmants. La respiration, qui au début était sifflante, s'embarrasse de plus en plus, la dypsnée s'accroit dans des proportions inquiétantes ; elle peut aller jusqu'à l'orthopnée; on observe un véritable cornage. Le facies du malade est vultueux, cyanosé ; il exprime l'anxiété et l'e poisse ; les extrémités se refroidissent, tout le corps se couvre d'une sueur froide, et le malade ne tarde pas à succomber à l'asphyxie, si la trachéotomie ne vient assez tôt mettre un terme à ses tortures, en créant à l'air une porte d'entrée artificielle. Ces symptômes de suffocation que nous venons de décrire existent chez un certain nombre de malades : ils sont plus ou moins accentués suivant les cas, et varient d'un sujet à un autre. Nous devons à la vérité de dire que certains lupus du larynx parcourent toute leur évolution sans présenter ces phénomènes propres aux laryngosténoses.

L'*indolence* absolue des lésions laryngées est un fait

incontestable et qui a été signalé par tous les auteurs.
Tout au plus, les malades éprouvent-ils du côté de l'organe de la voix, un peu de gêne augmentée par la phonation, la toux et l'expectoration ; mais de là à une douleur véritable il y a loin, et ce qui le prouve, c'est la facilité avec laquelle sont tolérés les instruments introduits dans la cavité laryngienne, soit pour cautériser ou scarifier, soit pour porter des substances médicamenteuses sur les parties malades.

Quelques sujets, cependant, ressentent une douleur plus ou moins vive au moment de la déglutition ; d'autres éprouvent un sentiment d'ardeur et de cuisson du côté de la gorge ; ces phénomènes douloureux n'existent pas du côté de l'organe de la voix ; ils sont rapportés au larynx par le malade, mais leur siège réel est le pharynx ; ce sont des douleurs angineuses, qui, ainsi que nous l'avons déjà dit, peuvent se montrer à toutes les périodes de la maladie et sont souvent assez intenses pour masquer les signes propres à la laryngopathie.

G. Lefferts rapporte l'observation d'une malade atteinte de lupus du larynx, qui éprouvait une douleur extrêmement vive et lancinante s'étendant vers l'oreille gauche et siégeant surtout du côté droit du larynx (voir observ. XXXI.) De plus, le pharynx était tuméfié, recouvert de bourgeons charnus et présentait çà et là des points ulcérés. Pour nous, nous trouvons dans le pharynx, le principal coupable, et nous sommes très disposé à rapporter les douleurs de la malade de Lefferts aux altérations pharyngées.

Tels sont les principaux troubles fonctionnels, que l'on observe au début ou dans le cours des laryngopathies lupiques. Mais à côté de ces symptômes capitaux qui dominent la scène, se trouve un certain nombre d'autres

signes, qui, quoique secondaires, n'en présentent pas
moins un intérêt et une importance assez grands. Nous
allons les décrire sous la dénomination d'*accidents con-*
comitants.

2° *Accidents concomitants.* — Chez certains malades,
les fosses nasales sont prises, au même titre que le larynx.
Tantôt elles ne sont affectées que postérieurement à l'organe de la voix, le lupus suivant une marche ascendante;
tantôt, et le plus souvent, les rhinopathies lupiques se
montrent avant la localisation du mal sur le pharynx ou
le larynx, suivant une progression descendante. Dans l'un
comme dans l'autre cas, la muqueuse du nez est érodée,
ulcérée, supprimée sur certains points, remplacée sur
d'autres par des cicatrices scléreuses et rétractiles, qui
établissent parfois des ponts fibreux reliant diverses parties de la cavité nasale. Les os sous-jacents sont altérés,
nécrosés par places; il se produit alors des esquilles, des
séquestres osseux, qui, en s'éliminant, agrandissent la
capacité des fosses nasales, qui entretiennent une hypersécrétion de la membrane de Schneider, hypersécrétion toujours abondante, d'abord simplement catarrhale, puis
muco-purulente et même purulente. Les malades présentent alors les symptômes si caractéristiques du coryza
chronique, de l'ozène; le sens de l'odorat, plus ou moins
perverti chez certains, est aboli chez d'autres, et tous
exhalent une odeur fétide et repoussante, que l'on perçoit
même à distance. Ajoutons, pour compléter le tableau, que
la voûte palatine est assez souvent perforée, que la bouche communique avec les fosses nasales, que la sécrétion
de la muqueuse pituitaire tombe continuellement dans la
cavité buccale, que les substances alimentaires et surtout
les liquides, sont projetés dans la cavité nasale. Il y a

ainsi entre les fosses nasales et la bouche un flux et un reflux incessant de matières également infectes. (Voir observations II et VIII.)

Le goût est tantôt conservé, tantôt plus ou moins altéré, suivant le degré et l'âge de la maladie.

On observe encore quelquefois des manifestations lupeuses du côté des oreilles. Tantôt le mal se propage directement de la face au pavillon de l'oreille, gagne de là, le conduit auditif externe, la membrane du tympan, qui peut être perforée, les osselets qui quelquefois simplement ankylosés, peuvent être frappés de carie ou de nécrose, et éliminent leurs séquestres, en même temps que le pus qui est la conséquence de ce processus, à travers la perforation tympanique. Le mal se continue ensuite à travers la trompe d'Eustache et s'étend à l'arrière-bouche ou aux fosses nasales. Dans d'autres circonstances, le lupus suit une marche inverse, et du pharynx, envahit la trompe par son orifice interne. Dans ces deux cas, les malades se plaignent de surdité plus ou moins complète, de bourdonnements et on constate une otorrhée muco-purulente ou purulente dont l'abondance est variable. (Voir obs. IV.)

Signalons encore, parmi les accidents concomitants, les conjonctivites, les kératites, tumeurs lacrymales, ectropions, etc.; qui tantôt sont dus à la propagation directe du mal, tantôt sont une manifestation de l'état général.

Quant à l'*engorgement ganglionnaire* qui accompagne les lésions que nous venons de décrire, les auteurs sont en désaccord et émettent des opinions variées. M. C. Paul, sur une statistique de vingt malades, ne l'a rencontré que deux fois. M. Landrieux (1), dans son travail paru dans les Archives, écrit ceci : « Un fait important, dans

(1) LANDRIEUX. *Archives de médecine*, 1874, p. 660.

l'histoire de ces angines, c'est de voir que les ganglions, lymphatiques ne participent en aucune façon à la maladie; et, à ce propos, qu'on se rappelle, que dans les différentes variétés de lupus de la face, on constate également dans le plus grand nombre des cas, cette intégrité des ganglions, etc. » Le docteur Fougère (1), déclare aussi dans sa thèse, « qu'un organe tout entier peut être dévoré par un lupus, sans qu'il existe de l'adénite symptomatique. » MM. Lemaistre (2), Looten (3), et Isabel (4), partagent aussi cette manière de voir et regardent comme exceptionnelles ces adénopathies. Homolle (5), tout en se rangeant à cette opinion, est un peu moins affirmatif : « l'engorgement ganglionnaire, dit-il, est ordinairement peu marqué; on peut regarder comme exceptionnelles les grosses adénopathies dont la vue seule éveille l'idée de scrofule. Ce sont ordinairement des lésions minimes; on n'observe au cou, que des glandes de petit volume....... Le peu de fréquence relative de l'infection ganglionnaire n'a rien qui doive surprendre, si l'on se souvient de la rareté des engorgements cervicaux dans les cas de lupus de la face ».

D'un autre côté, le Dr Moure (6) (de Bordeaux), dans sa thèse inaugurale, déclare que, dans la laryngite strumeuse, l'engorgement ganglionnaire est fréquent.

Pour lui, ce signe aurait une grande valeur, car il permettrait de distinguer la laryngite strumeuse de la phthisie laryngée, dans laquelle les ganglions sont presque toujours indemnes.

(1) Fougère. Thèse de doctorat. 1871.
(2) Lemaistre. Th. de doctorat. 1875, déjà citée.
(3) Looten. Thèse d'agrégation, déjà citée.
(4) Isabel. Thèse de doctorat. 1870, déjà citée.
(5) Homolle. Thèse de doctorat. 1875, déjà citée.
(6) Moure. Thèse de doctorat. 1879.

Où se trouve la vérité dans ces opinions extrêmes ? Parmi les huit malades atteints de lupus laryngé que nous avons nous-même examinés, nous en avons trouvé un qui présentait, dans la région sterno-mastoïdienne, un gros bourrelet ganglionnaire moniliforme, bourrelet situé au-dessus même du muscle et l'accompagnant dans toute sa longueur. (Voir observ. IV.)

Les sept autres lupiques présentaient tous dans les régions sous-maxillaire, ou cervicale, ou occipitale des ganglions de très petit volume, en sorte que nous nous rangeons très volontiers à l'opinion d'Homolle, et que nous pouvons conclure : que si l'on trouve assez souvent de l'engorgement ganglionnaire, il est presque toujours peu marqué ; et que très rarement, il est permis de constater de grosses adénopathies.

Nous en aurons fini avec les accidents concomitants du lupus du larynx, quand nous aurons signalé les manifestations lupiques que l'on trouve sur la peau, et qui consistent tantôt en de petites accumulations de nodules lupeux, ayant tout au plus les dimensions d'une pièce de vingt centimes en argent, tantôt en de vastes placards disséminés ou confluents. Nous n'insistons pas davantage sur ces lésions cutanées, qui nous écarteraient de notre sujet. Du reste, en intitulant ce chapitre : lupus secondaire du larynx, nous avons admis d'avance que les lésions lupeuses existaient sur la peau en même temps que sur l'organe de la phonation.

3° *Complications*. — Sous ce titre, nous devons signaler quelques affections qui ne sont plus des accidents concomitants, mais qui peuvent survenir dans le cours des laryngopathies lupiques à titre d'épiphénomènes, et qui sont susceptibles par leur présence, de modifier l'évolution ou le pronostic de la maladie principale.

Nous devons placer en tête, la *tuberculose pulmonaire*, que l'on rencontre fréquemment chez les lupiques, quel que soit d'ailleurs le siège qu'occupe le lupus (peau ou muqueuses). En faisant une enquête sur les lupeux de son service ou de sa policlinique pendant les seuls mois de juin ou de juillet 1883, M. le Dr Ernest Besnier a trouvé sur 38 malades, huit tuberculeux, soit 21 0/0, qui présentaient, non seulement des signes de présomption, mais encore des signes physiques manifestes et plus ou moins avancés comme degré de phthisie pulmonaire (1).

Les autres médecins de l'hôpital St-Louis ont constaté aussi la fréquente coïncidence des lésions tuberculeuses du poumon et du lupus. Voici ce que dit M. le Dr Quinquaud dans sa thèse d'agrégation (2).

« Le doyen des médecins actuels de l'hôpital St-Louis, M. Lailler, dont chacun connait l'expérience profonde et la réserve extrême a écrit ce qui suit : « Les lupeux

(1) E. BESNIER. *Annales de dermatologie*, 1883, p. 381.

M. le professeur H. Leloir, de Lille, a, dans sa communication au congrès de Copenhague, déclaré qu'un sixième environ des lupeux deviennent tuberculeux. (Communication au congrès de Copenhague, 1884. In Annales de dermatologie, septembre et octobre 1884.) Depuis, le même auteur a publié une nouvelle statistique (dans ces mêmes *Annales de dermatologie*, n° 6, 1886, *Recherches nouvelles sur les relations qui existent entre le lupus vulgaire et la tuberculose*), statistique portant sur un total de ? lupiques, sur lesquels, dix sont atteints de tuberculose pulmonaire et un onzième atteint de tumeur blanche du genou.

Les nombreux faits de tuberculose pulmonaire relatés par le Dr Renouard dans sa thèse, indiquent que cette complication est plus fréquente qu'on ne le pensait.

(2) QUINQUAUD. *De la scrofule dans ses rapports avec la phthisie pulmonaire*. Thèse d'agrégation, section de médecine, 1883.

paraissent exposés à contracter la tuberculose pulmonaire ; elle est chez eux une cause fréquente de mort ;
parfois elle revêt une forme aiguë, le plus souvent elle
est torpide et se prolonge longtemps. »

Dans certains cas, la tuberculose pulmonaire précède
l'apparition du lupus, d'autres fois et le plus souvent,
elle se manifeste consécutivement à lui, tantôt rapidement dans l'espace de deux ou trois ans, tantôt très lentement (dix, vingt, trente ans même après les premières
poussées lupiques sur le corps) (1). La propagation semblerait se faire, de la surface lupique au poumon par voie
lymphatique (Besnier-Leloir).

Quoi qu'il en soit, notons, pour le moment, la fréquence
des lésions tuberculeuses chez les malades atteints de
lupus, lésions qui peuvent se montrer à tous les degrés.
Au point de vue de son évolution, la phthisie pulmonaire
peut être ramenée à un certain nombre de types. Elle
reste latente pendant un certain temps ; les sujets pâlis-
sent, maigrissent, s'essoufflent au moindre travail, se
fatiguent plus vite, perdent l'appétit, suent facilement surtout la nuit. Ordinairement, si l'on a affaire à des jeunes
gens ou à des jeunes filles, on rapporte ces troubles à la
croissance ou à de la chloro-anémie. D'autres malades
s'enrhument facilement, toussent, présentent par inter-
mittences des phénomènes de bronchite légère (l'inter-
mittence est la caractéristique de cette période et de cette

---

(1) RENOUARD rapporte deux cas tirés du service de M. Lailler, dans
lesquels la tuberculose survint une fois 50 ans, l'autre 52 ans après les
premières poussées lupiques. Mais, comme il le dit, ce sont des cas de
longévité lupeuse exceptionnels. (RENOUARD. Thèse doct., p. 115).

TILBURY FOX, HÉBRA, NEUMANN, KAPOSI, HASLUND, DOUTRELE-
PONT, PICK, etc., à l'étranger, ont constaté aussi la fréquence chez les
lupiques de lésions tuberculeuses portant sur le poumon, le péritoine, les
intestins, les méninges, les séreuses articulaires, les os, etc.

forme) (Renouard) (1). Mais les signes physiques propres à la tuberculose manquent dans ces deux cas, et on peut, tout au plus, la soupçonner. Néanmoins, quand on se trouve en présence d'un lupeux qui présente les symptômes ci-dessus, on doit se méfier, le surveiller attentivement, le soumettre à une observation continue, et ne pas oublier ce que M. Quinquaud (2) a si bien exprimé dans sa thèse en disant : « La phthisie des lupeux est de celles qu'il faut rechercher » (Quinquaud).

Cette première phase de la maladie a été bien décrite par le Dr Renouard sous le nom de *forme larvée*. A cette forme larvée succède la phthisie confirmée qui peut revêtir, suivant M. Quinquaud, trois types : la *forme classique*, la *forme aiguë*, et la *forme paroxystique*.

La *forme classique* ou *commune*, est celle que l'on observe le plus ordinairement dans la tuberculose pulmonaire. Lente et essentiellement chronique dans sa marche, elle n'offre aucune particularité chez les lupiques.

La *forme aiguë* évolue au contraire en peu de temps ; elle peut emporter le malade d'une façon plus ou moins rapide, et plus ou moins brusque. D'après M. Besnier, elle serait beaucoup plus fréquente qu'on ne le croit à l'ordinaire chez les lupeux. M. Quinquaud la regarde, au contraire, comme très rare. Enfin ce dernier médecin admet encore une troisième forme qu'il appelle *variété paroxystique*, et qui tient le milieu entre les deux autres.

Elle évolue lentement, d'une façon torpide, mais présente par moments des poussées aiguës, qui se reproduisent plus ou moins souvent et se terminent fatalement. Le premier accès aigu n'est jamais mortel, ou du moins exceptionnellement.

(1) RENOUARD. Thèse de doctorat, 1884, p. 148.
(2) QUINQUAUD. Thèse d'agrégation, déjà citée, 1883.

M.   4

La phthisie pulmonaire, n'est pas la seule, parmi les affections tuberculeuses, qui complique le lupus. On a noté aussi de la bacillose du péritoine, de l'intestin, des plèvres, du péricarde, des méninges. Renouard rapporte, dans sa thèse, un cas de méningite tuberculeuse, chez une lupeuse, méningite diagnostiquée par M. le Prof. Fournier; et Doutrelepont a publié il y a quelque temps un fait analogue. Signalons encore les tuberculoses locales, telles que coxalgies, tumeurs blanches, abcès froids, tuberculose osseuse, etc.

D'autres affections peuvent venir compliquer le lupus de la peau ou des muqueuses et en modifier l'évolution. Nous citerons les fièvres éruptives surtout la *scarlatine*, l'*érysipèle*, etc., qui dans certains cas semblent influencer favorablement la maladie principale. M. le Dr Cazin (1), médecin de l'hôpital de Berk-sur-Mer, a publié, dans les Annales des maladies de l'oreille et du larynx, une obsertions de lupus du voile du palais, de l'isthme du gosier accompagné de scrofulides de la face chez une petite fille de 13 ans, qui a été complètement guérie par un érysipèle.

Une autre complication du lupus du larynx, rare heureusement, mais terrible comme conséquences, est l'*œdème de la glotte*, qui se manifeste par ses signes habituels; suffocation, cornage, cyanose de la face, etc., en un mot par des phénomènes asphyxiques, qui sont d'une rapidité et d'une intensité telles que le malade peut mourir d'une façon foudroyante, si on ne lui porte secours au plus vite par la trachéotomie. Dans un cas de ce genre, M. le Dr C. Paul a été obligé de pratiquer cette opération.

(1) CAZIN. *Annales des maladies de l'oreille et du larynx*, année 1880, t. 6e, p. 38.

La périchondrite et l'altération des cartilages, que l'on rencontre quelquefois dans la phthisie laryngée, ne se voient que très rarement dans le lupus du larynx. Elles ont été cependant signalées par certains auteurs (Kaposi). Chiari n'en a jamais trouvé d'exemple, mais Eppinger et Rosalie Idelson, en ont chacun observé un cas. Ces lésions déterminent de la laryngosténose et se caractérisent par les phénomènes propres à cette affection (dyspnée, cornage, etc.); en même temps, on constate une augmentation de volume de tout le larynx, qui cependant conserve sa forme primitive et normale.

On a signalé la transformation en cancroïde du lupus de la peau en général et de la face en particulier (Rayer, Devergie, Hébra, Neumann, Bardeleben, O. Weber, Esmarck, Lang, Verneuil, etc.) Les médecins actuels de l'hôpital Saint-Louis ont observé aussi de vrais épithéliomes développés sur un lupus de la face. Le Dr Renouard dans sa thèse, parle de cette complication, et le Dr Raymond (1) a publié, sur cette question, un travail accompagné de nombreuses observations et paru dans les Annales de dermatologie de 1887. D'après Homolle, cette transformation cancroïdale ne se serait jamais observée à la gorge. Pour notre part, nous n'en connaissons pas encore d'exemple, il est vrai, mais cela tient peut-être à ce que les recherches n'ont pas porté de ce côté. Pourquoi, puisque le lupus cutané peut se transformer en épithéliome, n'en serait-il pas de même du lupus du pharynx ou du larynx ? D'un côté, en effet, les lésions lupiques de ces organes sont-elles différentes de celles de la peau ? ne sont-elles

(1) P. RAYMOND. De l'épithélioma développé sur le lupus vulgaire en évolution, in *Annales de dermatologie et de syphiligraphie*, 1887, n° 3, 25 mars, p. 156 et suiv. et n° 4, 25 avril, p. 254. et suiv.

pas de la même nature ? Procèdent-elles d'autres causes ? et d'un autre côté, pouvons-nous nier l'existence du cancer épithélial sur le pharynx ou le larynx ? Pour nous, nous sommes intimement persuadé, jusqu'à plus amples informations, que la transformation cancroïdale du lupus, doit exister sur les muqueuses comme sur la peau.

Il est une dernière complication que nous ne devons pas passer sous silence, quoiqu'elle ne soit pas très fréquente; nous voulons parler de l'*albuminurie*, que Bazin avait signalée, et qui a été bien étudiée par M. le Dr E. Besnier.

4° *État général*. — Ordinairement, l'état général est pendant longtemps excellent, et les sujets ne semblent se ressentir en rien de leur affection locale. Si certains malades, de par le fait de leur constitution, sont débilités et mal nourris ; si d'autres présentent des manifestations strumeuses évidentes, adénopathies, éruptions eczémateuses ou impétigineuses, taies cornéennes, blépharites ciliaires, etc.) ; si chez quelques-uns on trouve des traces de syphilis héréditaire (dents d'Hutchinson, kératites) il est, en revanche, des lupiques doués d'une belle carnation, de fraîches couleurs, qui jouissent d'une santé florissante, pendant un temps très long, et résument en eux, le type des beaux scrofuleux (*formositas strumosa*) si bien connu des dermatologistes.

Le lupus du larynx, en effet, comme celui de la peau, et plus encore que ce dernier évolue d'une façon lente et torpide. Il apparaît sournoisement, s'installe sans douleur et sans fièvre, et il peut s'écouler un certain nombre d'années avant qu'il se produise la moindre réaction du côté de l'état général. On peut voir même quelquefois soit sur l'organe de la voix, soit sur d'autres muqueuses des points lupeux dont il ne reste plus que des cicatrices et qui ont évolué, et guéri sans que les malades s'en soient jamais douté (voir observ. II et V). Ainsi donc, au début, et pendant une période de temps très variable mais ordinairement fort longue, à moins que l'on n'ait affaire à des lupus étendus ou d'une extrême malignité, pas de troubles généraux.

Plus tard, les lésions laryngées, ayant fait des progrès, sont plus accentuées ; elles déterminent alors des laryngosténoses et par suite une gêne respiratoire plus ou moins marquée ; le pharynx est pris, l'œsophage est comprimé, d'où difficulté de la déglutition et dysphagie : comme conséquence, le malade se nourrit mal, d'une façon insuffisante ; il pâlit, maigrit, perd ses forces ; la fièvre s'allume ; l'hecticité se montre, et très souvent, la tuberculose du poumon ou d'un autre organe, vient s'ajouter aux lésions déjà existantes ; ou bien une des complications plus terribles et plus rapides que nous avons signalées vient emporter le malade.

Nous en avons fini avec les troubles fonctionnels, que l'on constate dans le lupus du larynx. Nous allons maintenant passer en revue les signes physiques ou objectifs fournis par l'examen direct des parties atteintes.

5° *Signes physiques ou objectifs.* — Dans le lupus secondaire du larynx, ainsi que nous l'avons dit plus haut, ou bien il n'existe concurremment avec les lésions de la peau que des altérations laryngées, les autres muqueuses étant indemnes ; ou bien, ce qui est plus fréquent, la maladie n'a atteint l'organe de la voix que par propagation, après avoir envahi la bouche ou les fosses nasales et le pharynx. Dans ce dernier cas, qui est celui que l'on

observe le plus souvent, les lésions bucco-pharyngiennes
et nasales, les premières en date, sont aussi les premières
à attirer l'attention du médecin et nous ne devons pas les
passer sous silence. Nous n'y insisterons cependant pas
très longuement, car, nous ne devons pas perdre de vue,
que, quoique faisant partie du cortège habituel qui accompagne ou même précède le lupus secondaire du larynx,
elle ne constituent en réalité, pour nous, que des lésions
accessoires, étant donné le sujet de notre travail.

a. — *Examen de la cavité bucco-pharyngienne.* —
Quand, chez un malade atteint ou présumé atteint d'un
lupus du larynx, on examine la cavité buccale, on constate
quelquefois que celle-ci est absolument normale et indemne de toute lésion.

D'autres fois, au contraire, on remarque que les gencives, la voûte ou le voile du palais, la langue, le pharynx,
présentent des altérations lupiques qui varient suivant
leur ancienneté et suivant les sujets. G. Homolle les a
très bien décrites dans sa thèse ; nous nous contenterons donc de résumer ce qu'il a écrit à ce sujet.

Quelquefois, on rencontre chez les lupeux une apparence spéciale de la cavité buccale et de l'arrière-bouche,
qui ont une coloration vineuse, rouge violacé, livide, surtout sur la paroi postérieure du pharynx, et sur les piliers
du voile du palais, où se voient de petites veinosités et
qui présentent en même temps un aspect luisant et un état
de sécheresse particulier (*érythème livide*).

Dans d'autres cas, sur un fond érythémateux, on
observe de petites éminences miliaires, tantôt rosées, demi-
transparentes, tantôt plus rouges et ressemblant à des
bourgeons charnus. Cette disposition se trouve assez souvent à la base de la langue. A côté de ces productions,
on trouve d'autres granulations bien étudiées par Isam-

bert en 1872 (1), et qui, pour lui, seraient une manifestation de la tuberculose (*état granuleux*).

Sur certains sujets, la muqueuse est augmentée de volume, tuméfiée, et présente çà et là des bourgeons plus ou moins gros (*état hypertrophique*).

Ce bourgeonnement de la muqueuse peut prendre quelquefois de grandes proportions, et on observe des productions exubérantes qui donnent au lupus un caractère de malignité (*forme cancroïdale*).

Chez d'autres malades, la *forme ulcéreuse* domine : on remarque des ulcérations creusant plus ou moins en profondeur, à bord décollés, serpigineux, dont le fond est fongueux, grisâtre ou jaunâtre, rouge livide par places, en somme présentant les caractères de ces ulcères torpides, atoniques, qui restent très longtemps dans le statu quo et ont plutôt tendance à s'étendre et à détruire, qu'à marcher vers la guérison.

A la suite de ces ulcérations, se produisent des perforations plus ou moins grandes, perforations que l'on remarque surtout à la voûte palatine, et au voile du palais, et qui font communiquer la cavité buccale avec les fosses nasales. Ces perforations, faites parfois comme à l'emporte-pièce, ayant un contour très net, sont d'autres fois irrégulières, sinueuses, bourgeonnantes, calleuses sur leur pourtour et présentent, chez certains lupeux, une disposition infundibuliforme. Leurs dimensions varient de celle d'une lentille à celle d'une pièce de cinq francs en argent ; dans quelques cas rares, la voûte et le voile du palais sont enlevés dans leur presque totalité ; on observe une véritable gueule-de-loup, une sorte d'antre représentant les cavités buccale et nasale réunies (*forme perforante*).

Chez d'autres malades, on observe des cicatrices sclé-

(1) ISAMBERT. *Bull. Soc. méd. des hôpit.* 1872.

reuses, blanches, rétractiles, signes de destruction du lupus en surface (*forme atrophique*).

Tels sont les sept types décrits par Homolle, en ce qui concerne le lupus de la cavité bucco-pharyngienne : *état livide, formes granuleuse, hypertrophique, cancroïdale, ulcéreuse, perforante, atrophique.*

b. — *Examen des fosses nasales.* — La rhinoscopie postérieure fait constater sur le pharynx nasal tantôt un simple état de rougeur livide, tantôt et le plus souvent ces productions bourgeonnantes, dans quelques cas exubérantes, dues au développement de nodules lupiques dans cette région. On peut quelquefois apercevoir de ces bourgeons aux orifices des trompes d'Eustache.

En examinant les fosses nasales par la partie antérieure, on les trouve ordinairement remplies de croûtes, et quand celles-ci sont enlevées, on constate à leur place des érosions ou des ulcérations de la muqueuse présentant le même caractère atonique que sur la bouche ou le pharynx. De plus, on voit que les cornets sont atrophiés, détruits par places. La cloison, perforée, peut être supprimée sur certaines parties ; les os qui constituent le squelette du nez présentent çà et là des points de nécrose et on peut, avec le stylet-explorateur, toucher des séquestres osseux mobiles et en voie d'élimination. La muqueuse pituitaire est baignée par un liquide muco-purulent, et même purulent, à odeur plus ou moins fétide. Dans certains cas, la cavité nasale est agrandie, d'autres fois, au contraire, il existe des cicatrices scléreuses, des ponts fibreux reliant deux points différents, et qui rétrécissent son calibre. Enfin, la conséquence de toutes ces altérations est l'aplatissement, la déformation du nez.

Nous n'insistons pas davantage sur ces lésions qui accompagnent le lupus secondaire du larynx ; nous avons hâte d'aborder l'examen laryngoscopique qui est un des points les plus importants de notre sujet.

c. — *Examen laryngoscopique.* — Quand on examine au laryngoscope un malade atteint de lupus du larynx, ce qui frappe tout d'abord, c'est la *pâleur* générale de l'organe, qui contraste avec la coloration plus foncée des parties voisines. On ne retrouve plus cette couleur rouge brune, violacée, lie de vin, que nous avons signalée sur la muqueuse bucco-pharyngienne, mais une teinte uniforme, livide, quasi-cadavérique, tenant le milieu entre le vieux rose et le blanc cendré, et semblant attester de l'atonie des lésions laryngées et du peu de vitalité des tissus morbides.

Quand la maladie est ancienne, cette pâleur est encore beaucoup plus accusée. Au contraire, au début, à une époque peu avancée de l'affection, ou s'il existe quelque complication, on rencontre chez certains sujets un état de rougeur particulier. Le Dr Isabel, dans sa thèse (p. 45), regarde la teinte rouge, comme fréquente, mais non *constante* dans les laryngopathies lupiques.

Sur huit malades atteints d'une façon non équivoque de lupus du larynx que nous avons examinés nous-même au laryngoscope, nous avons constaté la pâleur générale de l'organe phonateur chez cinq d'entre eux (voir obs. I, II, III, V, VIII), qui présentaient des lésions datant déjà d'un certain temps ; chez deux autres (obs. IV et VI), dont l'affection était moins ancienne, nous avons noté au contraire un état congestif de certaines parties caractérisé par de la rougeur. Enfin, chez un autre (obs. VII), atteint depuis quatre ans de laryngopathie lupeuse, la rougeur que nous avons remarquée était due à une nouvelle poussée aiguë. De plus, dans un grand nombre d'observations, il est question de la pâleur du larynx dans les cas de

lupus de cet organe ; la plupart des auteurs, entre autres
Chiari et Riehl (1) la signalent dans leurs travaux. Pour
notre part, nous pensons que la rougeur, que l'on observe
au début ou dans les premières phases du lupus laryngien,
n'est qu'un phénomène passager, et, qu'au bout d'un temps
variable, elle est remplacée par une teinte pâle, persistante,
qui s'accorde du reste à merveille avec le caractère torpide
de la maladie. Ajoutons cependant, que pour autant que l'affection soit ancienne, s'il survient une complication inflammatoire, la rougeur reparaît, mais elle est produite alors
par cette complication, et non par la maladie principale.

A côté de la pâleur laryngienne, on remarque un *état
hypertrophique*, portant sur les parties atteintes, quelquefois généralisé à tout le larynx, et susceptible d'amener des
modifications dans la forme de l'organe. Ces modifications
portent surtout sur la glotte, qui, de triangulaire peut
devenir ovalaire, ou bien est réduite à une simple fente
très étroite, ou bien aussi, comme le dit Lefferts, pour sa
malade, ne présente plus rien d'anatomique ni comme
forme, ni comme configuration. Cette hypertrophie, qui
a été signalée par les auteurs et que nous avons rencon-
trée presque toujours dans l'affection qui nous occupe,
peut être regardée comme constante. Elle consiste non
seulement dans un gonflement de la muqueuse, mais
encore dans un épaississement du tissu cellulaire sous-
jacent. Elle serait due, pour certains, à un exsudat inflammatoire, pour d'autres, à une prolifération des tissus, et probablement, à la fois à ces deux processus. Cet état hypertrophique, qui, chez certains lupeux, est caractérisé par
une simple tuméfaction lisse et régulière de la muqueuse et

(1) Lupus commun du larynx, par CHIARI professeur de laryngologie
à Vienne, et G. RIEHL, chef de clinique laryngologique. 1883, Vienne, in
Wiertelj. f. derm. und. syphil., 1882, p. 663. et suiv., analyse dans les
Annales des maladies de l'oreille et du larynx. 1883, t. 9e, Juillet, p. 175.

du tissu sous-muqueux, revêt chez un grand nombre de malades, une forme végétante, quelquefois très prononcée.

Enfin, outre cet aspect hypertrophique, on constate aussi la présence, tantôt d'érosions superficielles, ou d'exulcérations, tantôt de véritables ulcérations, à bords épais et décollés, dont le fond est hérissé de fongosités grisâtres ou jaunâtres, présentant çà et là de petits bourgeons rouges livides, ou bien est lisse et recouvert à sa surface par une mince pellicule, sorte de couenne gris jaune couleur de mastic (C. Paul). En un mot, comme sur le pharynx, comme sur le nez, ces ulcérations sont atones et torpides. Nous devons ajouter qu'elles ne se manifestent en général, qu'à une période avancée de la maladie, et que rarement elles sont bien nombreuses. Cependant il est des cas, où leur étendue et leur abondance est telle, qu'elles impriment un cachet particulier à l'affection et qu'on a décrit une forme ulcéreuse.

Tels sont les grands caractères généraux, pour ainsi dire même pathognomoniques, qui dominent dans les laryngopathies lupeuses :

1° *État anémique*, caractérisé par la pâleur des surfaces envahies.

2° *État hypertrophique*, tantôt simple, tantôt bourgeonnant, s'accompagnant de modifications plus ou moins profondes dans la forme de l'organe.

3° Enfin, à une période plus avancée (mais pas chez tous les malades), *ulcérations*.

Poursuivons maintenant l'examen laryngoscopique dans ses détails, et voyons comment se répartissent dans les diverses régions de la cavité laryngienne les trois grands processus pathologiques que nous venons d'énumérer.

ÉPIGLOTTE. — Le lupus du larynx est presque constamment localisé sur l'épiglotte. Tous les laryngologistes sont d'accord sur ce point. Chiari et Riehl (1) donnent, dans leur travail, la statistique suivante :

« Sur 38 cas, trois ne présentaient pas d'altérations du fibro-cartilage ; dans 27 cas, le lupus occupait les replis aryténo-épiglottiques, ou la muqueuse des aryténoïdes ou ces deux points en même temps ; dans 18 cas, les cordes vocales étaient prises. »

Sur les huit malades atteints de lupus du larynx que nous avons examinés nous-même, un seul ne présentait pas d'altérations de l'épiglotte ; chez les sept autres, cet opercule était le siège de lésions manifestes et spéciales au lupus laryngé.

Dans les laryngopathies lupeuses, en effet, le laryngoscope montre, le plus souvent, l'épiglotte anémiée, pâle, augmentée de volume, tuméfiée. Son bord libre, mince et tranchant à l'état normal, est notablement épaissi, et représente une face plutôt qu'un bord.

Sa forme est variable : tantôt lisse et résistante, elle ressemble, par suite de son gonflement, à une sorte de bourrelet transversal ou bien à une tumeur ovoïde, allongée, régulière, plus ou moins considérable. D'autres fois, elle est repliée sur elle-même, recroquevillée, en phimosis, en paraphimosis, en fer à cheval. Chez certains malades, elle n'est pas lisse, mais recouverte d'excroissances, qui ressemblent à des bourgeons charnus d'un volume variable, dont quelques-uns ont un contour irrégulier et dentelé, tandis que d'autres sont presque sphériques. Morell-Mackenzie cite un fait dans lequel la moitié de l'opercule était garnie de saillies molluscoïdes.

Dans certains cas, à côté de végétations plus ou moins exubérantes, on observe des pertes de substance d'étendue variable. L'épiglotte peut être réduite alors à un moi-

____

(1) CHIARI et RIEHL. *Lupus commun du larynx*, déjà cité.

gnon bourgeonnant, mamelonné, ce qui l'a fait comparer à une mûre ou à une framboise (*aspect mûriforme*). Dans d'autres cas, l'épiglotte est déchiquetée, crénelée à son bord libre, à la façon d'un château fort (voir observ. VIII). Türck signale une échancrure cordiforme du fibro-cartilage. Enfin Isambert (1) cite, dans son mémoire, une déformation particulière de l'épiglotte. Il s'exprime ainsi : « Cet opercule, qui avait dû présenter originairement une de ces cambrures exagérées que je désigne sous le nom de « chapeau tricorne » avait été consécutivement tordu sur lui-même et cassé ».

Non seulement le fibro-cartilage est augmenté de volume, mais son poids est plus considérable ; il est, de par ce fait, entraîné par sa propre pesanteur, tombe sur l'orifice supérieur du larynx qu'il surplombe, et qu'il recouvre, à l'ordinaire incomplètement, mais quelquefois dans une étendue suffisante pour déterminer des troubles respiratoires (dyspnée, accès de suffocation, même cornage).

Ajoutons encore que l'épiglotte est résistante, dure, non élastique, ce que l'on perçoit très bien, en la touchant avec un stylet. Elle est peu mobile, quelquefois même immobile ; elle ne possède plus sa consistance fibro-cartilagineuse normale, mais peut être comparée à ce point de vue, à un cartilage véritable et épais. Dans certains cas, l'induration est uniformément étendue à toutes les parties de l'opercule ; chez d'autres malades, à côté de points relativement mous, on trouve de véritables places crétacées et quasi-calcaires.

Signalons aussi les ulcérations, que l'on peut rencontrer sur toutes les parties, et qui, ordinairement, ne surviennent qu'à une époque avancée du mal. Tantôt elles

(1) Isambert. De l'angine scrofuleuse (pharyngo-laryngite scrofuleuse). Mémoire lu à la Société médicale des hôpitaux le 25 novembre 1871, in *Bulletin Soc. méd. hôp.*, 1871, p. 114.

sont profondes; d'autres fois, la muqueuse est simplement
érodée. Nous n'insisterons pas sur leurs caractères que
nous avons indiqués plus haut; dans quelques cas rares,
elles sont assez nombreuses et assez étendues pour donner lieu à la forme ulcéreuse décrite par les auteurs et
dont nous avons déjà parlé.

Quand la maladie est ancienne, on peut observer des
cicatrices blanches, nacrées, rétractiles, scléreuses,
quelquefois déprimées, d'autres fois saillantes, formant
dans certains cas des brides susceptibles de déterminer
des laryngosténoses. Il n'est pas rare, de voir sur ces
mêmes cicatrices, une nouvelle poussée morbide, caractérisée par l'apparition de nodules lupiques en tout semblables à ceux qui existent sur la peau, et qui seraient,
pour Chiari et Riehl, qui les premiers ont signalé ce fait,
pathognomoniques du lupus du larynx.

REPLIS ARYTÉNO-ÉPIGLOTTIQUES. — Ces replis sont
souvent pâles, infiltrés, durs par places, et donnent, ainsi
que l'a très bien exprimé R. Thomas (1), « en partie la
sensation d'un corps résistant, en partie celle de l'œ-
dème ».

MUQUEUSE VENTRICULAIRE. — CORDES VOCALES SU-
PÉRIEURES. — RÉGION ARYTÉNOIDIENNE. — COMMIS-
SURE POSTÉRIEURE. — Ces diverses parties de la cavité
laryngienne sont assez souvent envahies par le processus
morbide. On y observe, comme sur l'épiglotte, un infil-
trat dur de la muqueuse et du tissu sous-muqueux. De
plus, elles sont gonflées, boursouflées sur certains points,
ulcérées sur d'autres, tantôt lisses et tendues, tantôt
bourgeonnantes; on y rencontre l'aspect mûriforme que
nous avons signalé plus haut.

(1) R. THOMAS. *Annales de Wirchow*, observ. X.

CORDES VOCALES INFÉRIEURES. — La plupart des auteurs qui se sont occupés de la question admettent que le lupus siège ordinairement dans la région sus-glottique et que les cordes vocales inférieures sont plus souvent indemnes qu'envahies par les productions lupeuses. « Chez beaucoup de sujets, dit Haslund (1) (de Copenhague), la voix n'est pas altérée, circonstance qui s'explique par la localisation prédominante du mal au-dessus des cordes vocales. »

Sur trente-huit cas cités par Chiari et Riehl (2) dans leur travail, dix-huit fois seulement les rubans vocaux étaient le siège de lésions. Les choses se passent en général ainsi : pendant un certain temps, en effet, le lupus du larynx reste cantonné au-dessus de l'appareil phonateur proprement dit, mais quand la maladie est ancienne, la glotte est envahie par le lupus et présente des altérations plus ou moins accusées (3).

Les lésions des cordes vocales sont variables suivant

(1) A. HASLUND. Zur statistik des lupus laryngis, in *Viertel j. f. derm. u. syphil.*, p. 471, 1883.

(2) CHIARI et RIEHL. *Lupus commun du larynx*, déjà cité.

(3) Sur les huit malades, atteints de lupus du larynx que nous avons examinés, quatre présentaient des lésions des cordes vocales inférieures; les quatre autres n'avaient aucune altération du côté de la glotte. Il semblerait donc résulter de nos constatations que les vraies cordes sont aussi souvent prises qu'indemnes. Tel n'est cependant pas notre avis ; car nous devons tenir compte de ce fait : c'est que sur les quatre malades atteints de lésions glottiques, deux au moins sont d'anciens lupiques, et devaient présenter naturellement et presque forcément ces altérations, qui, ainsi que nous le disons ci-dessus, surviennent ordinairement à une époque avancée du mal. Nous pensons donc, pour notre part : 1º qu'au début et pendant un certain laps de temps (variable sans doute), chez un grand nombre de malades, les cordes sont normales, ce qui justifie ce que nous avons écrit en tête du chapitre Symptômes : *Le lupus du larynx demande à être recherché;* 2º que plus tard, le processus lupique envahit très souvent la glotte et les éléments qui la constituent.

les sujets, suivant l'âge du mal. D'abord simplement injectées, rouges, dépolies, elles sont, un peu plus tard, tuméfiées et présentent des productions papillaires, des saillies polypiformes, des nodosités ou des bourgeons, qui sont plus ou moins abondants et peuvent s'étendre au-dessous dans la région sous-glottique et même gagner la partie supérieure de la trachée (1). Quelquefois on y aperçoit des plaques grisâtres excoriées, des érosions et même des ulcérations.

Chez certains malades, on observe des troubles de mobilité des rubans vocaux, consistant en parésie, ou paralysie des muscles constricteurs ou dilatateurs de la glotte. Si les premiers sont pris, les cordes vocales ne peuvent plus se rapprocher l'une de l'autre, et sont dans un écartement complet; si la paralysie siège sur les dilatateurs, les cordes sont rapprochées, la glotte fermée, et la trachéotomie est nécessaire. Le plus souvent la paralysie porte sur un seul ruban vocal, qui est immobile, tandis que l'autre s'écarte et se rapproche plus ou moins; ordinairement la paralysie est incomplète; souvent même, quand on observe ce phénomène, il n'y a que défaut de mobilité, c'est-à-dire parésie. (Voir obs. VII et X.)

Avant d'en finir avec l'examen laryngoscopique, nous devons dire que la muqueuse laryngienne est baignée, dans les cas de lupus, par un liquide ordinairement peu abondant, qui, catarrhal simplement au début et pendant un certain temps, devient ensuite muco-purulent et même purulent, surtout s'il y a des ulcérations étendues.

(1) L'extension du processus morbide vers la trachée, n'a été notée que par VIRCHOW et ROSALIE IDELSON.

B. — Lupus primitif du larynx.

Étudions maintenant le lupus primitif du larynx, c'est-à-dire, le lupus qui se développe d'emblée et spontanément sur l'organe de la voix, alors que la peau et les autres parties de l'économie sont indemnes de toute lésion.

Si les laryngopathies lupeuses secondaires, sont peu fréquentes, ainsi que nous l'avons vu, on peut affirmer que les primitives constituent une véritable rareté, à ce point qu'un grand nombre d'auteurs en nient encore l'existence, ce qui est certainement exagéré. Ziemssen (1), en effet, en a cité une observation très positive, Isambert (2), a publié aussi un cas de scrofulide primitive de l'épiglotte, Haslund, Obertüschen et Von Bréda en ont aussi fourni chacun une observation; nous ne connaissons pas d'autres faits de lupus primitif du larynx que ces cinq cas.

MM. Desnos (3), Libermann (4), Moure (5), rapportent chacun un cas de pharyngo-laryngite lupique primitive, et M. le Dr Luc nous a communiqué une observation inédite de lupus primitif des voies respiratoires supérieures, diagnostiqué par plusieurs médecins distingués (voir obs. XIII.) Chez tous ces malades, la peau était dans un état d'intégrité absolue. Nous ne saurions cependant voir là, des cas de laryngopathie lupeuse primitive, car chez tous ces sujets, le pharynx a été pris

(1) ZIEMSSEN. Du lupus, *Krankeiten des respirations apparates*, p. 336.

(2) ISAMBERT. *Mémoire sur les angines scrofuleuses.* 1871.

(3) DESNOS. *Bulletin de la Société médicale des hôpitaux*, 1872, p. 637.

(4) LIBERMANN. *Bulletin de la Soc. méd. des hôp.* 1872.

(5) MOURE. Note dans le *Traité des maladies du larynx*, de MORELL-MACKENZIE, article Lupus du larynx.

d'abord et le larynx n'a été envahi que consécutivement à lui. Pour notre part, nous considérons ces malades comme atteints de lupus primitif du voile du palais et du pharynx, mais non du larynx.

Les laryngopathies lupeuses primitives se présentent au début sous une forme encore plus insidieuse que les secondaires ; elles s'installent sournoisement, évoluent pendant longtemps d'une façon silencieuse et latente, ne donnant lieu à aucune manifestation spéciale qui attire l'attention du côté de l'organe de la voix.

En effet, le visage est frais, florissant (Ziemssen) (*formositas strumosa*) ; l'appétit est conservé ; la santé générale paraît excellente.

Il n'existe pas sur la peau, comme dans la forme que nous avons décrite précédemment, d'éruption scrofulo-tuberculeuse ; les autres muqueuses sont également indemnes ; la respiration est libre ; en sorte que rien ne peut faire soupçonner à ce moment que, dans le larynx, existe une affection grave, qui, tout en ayant l'air de sommeiller, n'en exerce pas moins des ravages sur cet organe. Au bout de quelque temps, cependant, ceux-ci sont arrivés à un degré tel, qu'ils s'accompagnent de troubles fonctionnels, et ne peuvent plus passer inaperçus. C'est ou bien un enrouement, plus ou moins accentué, qui devient persistant, chronique, menace de s'éterniser ; ou bien de la dyspnée, soit intermittente soit permanente.

Ces troubles plus ou moins marqués suivant les sujets, et l'âge de l'affection, inquiètent les malades qui vont consulter un médecin.

A l'examen de la bouche, on constate que les gencives, la voûte et le voile du palais, la langue et le pharynx sont normaux et ne présentent rien de particulier. La rhinoscopie postérieure montre la région naso-pharyngienne intacte et, en explorant les fosses nasales par la partie antérieure, on n'y trouve pas les lésions que nous avons décrites plus haut à propos de cette partie.

A l'examen laryngoscopique, on aperçoit des lésions variables suivant l'ancienneté de l'affection, lésions consistant en une hypertrophie et une pâleur générale de la muqueuse laryngienne. L'épiglotte est augmentée de volume, rarement intacte, mais tuméfiée, lisse ou bourgeonnante, présentant, à une période plus avancée, des pertes de substance, et des ulcérations à tous les degrés (vaste échancrure du côté gauche dans le cas de Ziemssen).

Les replis aryténo-épiglottiques, les bandes ventriculaires et les aryténoïdes sont infiltrés, durs, boursouflés. Les cordes vocales sont injectées, dépolies, ulcérées, peuvent présenter des granulations, des saillies polypiformes. La commissure postérieure, également tuméfiée, offre, si les lésions sont récentes, un aspect velvétique plus ou moins accusé.

En somme, le larynx seul est atteint, et ses altérations sont les mêmes que dans les laryngopathies lupeuses secondaires.

En examinant l'aspect extérieur du malade, on y reconnaît aisément le type du scrofuleux. Il a la peau blanche, fine, mollasse, le nez épaté, les lèvres épaisses ; on trouve sur les cornées des taies plus ou moins anciennes ; de plus, il a eu dans son enfance, des gourmes, de la blépharite ciliaire qui peut persister encore, et quelquefois des otorrhées, du coryza chronique, des engelures, etc. Chez certains, on trouve des adénopathies (ordinairement cervicales) plus ou moins prononcées, qui font naître immédiatement l'idée de scrofule, une dentition irrégulière, etc. Certains autres ont leur intelligence peu développée, sont inactifs, nonchalants. Ces divers signes pathognomoniques de la scrofule, rapprochés de l'enrouement et des lésions laryngées que nous avons signalées, doivent faire songer au lupus du larynx, même, comme dans le cas que nous envisageons, quand la peau ne présente aucune éruption caractéristique.

A une période plus avancée, la maladie fait des progrès, s'aggrave sur place, donne lieu à des troubles fonctionnels plus sérieux, ou aux complications que nous avons déjà décrites et sur lesquelles nous n'insisterons pas davantage. D'autres fois, elle gagne du terrain, s'étend à distance envahit le pharynx, de là ou bien les fosses nasales et la surface extérieure du nez, ou bien la cavité buccale, les lèvres, et la face. C'est alors la marche inverse de celle que nous avons signalée pour le lupus secondaire.

Marche. — Durée. — Terminaisons.

La marche du lupus du larynx est lente. La chronicité constitue le caractère essentiel de cette affection. Elle s'installe sournoisement et évolue d'une façon silencieuse pendant un temps variable, mais toujours plus ou moins long. Il est rare que l'on découvre au début une laryngopathie lupeuse, à moins qu'on n'examine systématiquement, tous les lupiques, à moins encore que le processus morbide ne frappe d'emblée les cordes vocales et ne se révèle pas des troubles phonateurs, qui attirent l'attention du côté du larynx. Mais, en général, il n'en est pas ainsi ; et quand on constate des lésions laryngées lupeuses, celles-ci existent déjà depuis un certain temps ; aussi, on ne peut jamais préciser, d'une façon exacte, la date à laquelle la maladie a débuté. Il est également impossible de dire quelle en sera la durée. On doit s'attendre, à ce point de vue, à de grandes surprises.

Chez certains sujets, en effet, elle évolue en quelques mois d'une façon plus ou moins aiguë ; le plus communément, elle se prolonge pendant des années, présentant des améliorations passagères, de légères rémissions, bientôt suivies de rechutes ; on observe parfois des poussées aiguës sous une influence quelconque. M. le Dr C. Paul prétend que les mercuriaux agiraient dans ce sens et augmenteraient le gonflement, par suite favoriseraient l'infiltration laryngée. Les sulfureux (Mouré, Baratoux), en produisant une irritation locale vive, aggraveraient aussi la maladie et donneraient à ces lésions torpides, chroniques, un véritable coup de fouet.

Quand la mort survient, elle doit être attribuée à une complication, tantôt aiguë et locale (œdème de la glotte, ce qui est très rare), tantôt chronique et générale (ordinairement la tuberculose pulmonaire), qui, ainsi que nous l'avons dit, peut se montrer à une période avancée (dix vingt, trente ans même après le début des premières poussées lupiques).

Enfin, il est des cas où les lésions du larynx sont superficielles, et parcourent toute leur évolution sans déterminer de troubles sérieux et sans attirer l'attention des malades. La cicatrisation se fait sans qu'on s'en doute, et la guérison est complète (1). D'autres fois il se produit de nouvelles poussées lupiques, sur les cicatrices même, et celles-ci ne sont pas sans présenter des dangers, par les brides fibreuses qu'elles laissent dans l'organe de la voix, et qui suffisent à déterminer parfois des laryngosténoses.

(1) On observe quelquefois, plus tard, des cicatrices blanches, nacrées scléreuses, sur divers points du larynx quand, soit pour de nouvelles poussées lupiques, soit pour une maladie du larynx étrangère à la scrofulotuberculose, on pratique l'examen laryngoscopique.

CHAPITRE V

Diagnostic

Le diagnostic du lupus du larynx présente en général de très grandes difficultés et le médecin ne doit négliger aucun renseignement, aucun des moyens d'investigation qui sont à sa portée. Non seulement, en effet, les signes objectifs et les troubles fonctionnels que présente le malade et qui priment, il est vrai, les autres symptômes doivent être pris en considération, mais l'état général, les accidents concomitants, les commémoratifs, la marche, et enfin, dans certains cas, le traitement déjà suivi, doivent aussi entrer en ligne de compte, et peuvent être d'un très grand secours dans la diagnose de la maladie.

Au début, nous l'avons dit, les laryngopathies lupiques évoluent insidieusement, sans déterminer de troubles fonctionnels appréciables, en sorte qu'elles passent très souvent inaperçues ; à moins qu'on ne se trouve en présence d'un malade atteint de lupus de la face ou d'un autre point de la peau, et qu'on ne s'avise de regarder son larynx, tout comme ses autres muqueuses. Alors, seulement, on peut diagnostiquer un lupus laryngé à ses premières phases. Nous avons déjà démontré l'utilité qu'il y a à examiner *toutes les muqueuses*, « systématiquement et sans parti pris » chez tous les lupiques sans exception. Nous insistons encore à nouveau sur ce point.

Quelques rares malades, dans les premières périodes

de l'affection, offrent des phénomènes spéciaux, consistant en un peu de difficulté ou de douleur à la déglutition, un peu d'enrouement, phénomènes qui peuvent déjà mettre sur la voie du diagnostic.

A une époque plus avancée du mal, les troubles fonctionnels sont plus marqués ; la voix rauque, cassée, éteinte, la dyspnée, provoquent et nécessitent l'examen laryngoscopique, qui montre alors les signes objectifs que nous avons décrits ci-dessus, et qui consistent en pâleur, hypertrophie, saillies polypiformes, ulcérations, pouvant siéger sur tous les points des parties constituantes du larynx, mais frappant surtout l'épiglotte. Ces caractères, sur lesquels nous n'avons pas à revenir, suffisent parfois à faire diagnostiquer une laryngopathie lupeuse ; mais dans bien des cas, il est difficile de se prononcer, surtout si la peau est indemne de toute lésion. Cependant, si l'on a affaire à un sujet strumeux, ayant eu des gourmes dans son enfance, présentant d'autres signes particuliers de scrofule (peau blanche, lèvres épaisses, adénopathies, otorrhées, coryza chronique, blépharites, taies sur les cornées, etc.), en rapprochant les altérations du larynx de ces diverses manifestations, on arrive à faire, avec quelque certitude, le diagnostic de lupus du larynx.

Il est quelques affections qui s'attaquent assez souvent à l'organe de la voix et déterminent des laryngopathies dont les signes sont assez analogues à ceux du lupus laryngé. Quatre maladies surtout peuvent prêter à confusion : 1° la phthisie laryngée commune ; 2° la syphilis ; 3° le cancer ; 4° la lèpre.

1° Dans la *phthisie laryngée*, les troubles fonctionnels sont plus marqués. La voix est plus rauque ; le patient éprouve dans la région du larynx une douleur en général assez vive (les laryngopathies lupeuses sont au contraire

indolentes ou à peu près), l'expectoration est plus abondante, la toux beaucoup plus fréquente. On observe de la
dyspnée ; quelquefois et assez souvent se produisent des
hémoptysies. Les caractères objectifs des lésions présentent également des différences. La rougeur est plus
accentuée ; on ne voit pas cette teinte pâle, livide que
nous avons signalée dans le lupus laryngé, et qui s'accorde si bien avec la forme torpide de l'affection. Souvent,
il est vrai, l'épiglotte, les replis ary-épiglottiques, les aryténoïdes sont infiltrés, mais cet œdème est beaucoup plus
mou, beaucoup plus pâteux : on ne rencontre jamais cet
état d'hypertrophie, d'épaississement, de dureté, que l'on
perçoit si bien, en touchant les parties avec un stylet, et
qui est si caractéristique. On ne remarque pas, non plus,
ces productions polypiformes, bourgeonnantes, mûriformes, mamelonnées, ces nodules indurés, livides, qui existent dans le lupus, mais bien des granulations miliaires, molles, jaunâtres ou blanchâtres, qui sont plus ou
moins confluentes et dont la muqueuse est parsemée. Les
ulcérations tuberculeuses ne présentent pas cette atonie
que nous avons décrite, elles sont plus franchement inflammatoires, s'étendent rapidement, et ne produisent pas
des pertes de substance aussi bien délimitées, aussi tran-
chées que les ulcérations lupeuses. Leur sécrétion est
beaucoup plus abondante et jaunâtre ; on ne trouve pas,
dans la laryngite tuberculeuse, ces cicatrices blanches et
scléreuses, que l'on rencontre dans le lupus laryngé. De
plus, l'examen histologique des crachats y fait découvrir
des bacilles de Koch, en abondance variable, mais toujours en plus grand nombre que dans ceux du lupus où
ils sont très rares. Enfin l'état général des tuberculeux
est mauvais, tandis que les lupeux jouissent pendant un
temps très long d'une excellente santé. Ajoutons que, chez
les premiers, on trouve presque toujours des signes mani-

festes de phthisie pulmonaire, qui n'existe que plus rarement chez les seconds.

2° Le diagnostic différentiel du *lupus du larynx* et de la *syphilis* de cet organe est extrêmement difficile, souvent même impossible, surtout dans les formes ulcéreuses et gommeuses.

La plupart des auteurs mentionnent cette difficulté et beaucoup affirment qu'on ne peut se prononcer qu'après la constatation du lupus de la peau, ou l'inefficacité du traitement spécifique. La syphilis, en effet, comme le lupus a une préférence marquée pour l'épiglotte et y détermine de l'induration, de l'hypertrophie et des pertes de substance plus ou moins considérables. Mais dans les laryngopathies syphilitiques, les ulcérations affectent une forme circinée ou demi-circulaire, ont un contour plus franc, mieux défini.

Les parties périphériques sont plus rouges, plus enflammées (1), et ne présentent pas cette pâleur, livide, mate, du lupus. Le fond est pulpeux, jaunâtre, rouge par places, recouvert d'un pus crémeux et bien lié, tandis que les ulcérations lupiques, sont pâles, lardacées, atones, comparables à du mastic (C. Paul). On trouve rarement, dans la syphilis, ces saillies polypoïdes, ces nodules, que nous avons signalés dans les cas de laryngite lupeuse, mais on peut y rencontrer des mamelons, qui ne sont autres que des gommes, que l'on reconnaît à leur état inflammatoire, à leur dureté, au bourbillon qui s'élimine et qui laisse une perforation (G. Homolle). Disons, cependant, que les gommes du larynx revêtent le plus souvent la forme infiltrée, et que rarement on trouve une tumeur délimitée

(1) Chez plusieurs malades atteints de laryngopathie syphilitique tertiaire que nous avons examinés, à titre comparatif, nous avons noté cet état inflammatoire et cette coloration rouge foncée du larynx.

(G. Poyet), (*forme hypertrophique diffuse* de MM. Gouguenheim et Krishaber).

Quant aux cicatrices, elles sont presque identiques dans
les deux processus, mais, dans la syphilis, elles sont plus
déformantes, à cause des pertes de substance qui sont
plus considérables.

Enfin, un fait signalé pour la première fois par Chiari
et Riehl et qui, d'après eux, serait pathognomonique, c'est
la production sur les cicatrices même de nouvelles poussées lupeuses, caractérisées par des nodules en tout
semblables à ceux qui existent sur la peau. Dans la syphilis, on observe bien des repullulations, mais elles sont
plus rares que dans le lupus, et siègent au voisinage des
cicatrices, mais non plus sur les cicatrices même. Le
signe objectif de Chiari, a une grande valeur et peut servir
à lui seul à faire le diagnostic, quand on peut le constater.

Ajoutons que la marche des laryngopathies lupiques
est beaucoup plus lente que celle de la syphilis laryngée.

Quant aux troubles fonctionnels, ils ont peu de valeur,
car ils sont les mêmes dans les deux processus. La vérole,
comme le lupus, par ses proliférations et ses cicatrices,
détermine des laryngosténoses, qui se manifestent par de
la dyspnée, des troubles vocaux, rarement de la toux.
Dans les deux maladies, les lésions sont absolument indolentes.

En outre de ces divers points que nous venons d'énumérer, il en est un certain nombre que l'on ne doit pas
négliger et qui sont parfois d'une grande utilité dans le
diagnostic. Ainsi, on doit examiner très attentivement la
peau, les muqueuses, les organes génitaux du malade,
tenir compte de l'état de la dentition, des accidents concomitants, s'informer des antécédents personnels et héréditaires.

Dans les cas douteux, il faut demander des éclaircissements au traitement spécifique. « Dans les cas où M. Ricord hésitait entre la scrofule possible et la syphilis probable, l'éminent chirurgien du Midi faisait du traitement par l'iodure de potassium une véritable pierre de touche ». (M. A. Fournier, in *Bull. de la Soc. méd. des hôpit.*, 1886). Cette règle n'est sans doute pas absolue, ainsi que le dit Homolle; on voit, en effet, des syphilis qui s'aggravent en dépit de tout traitement spécifique, et qui cèdent à l'emploi des toniques; d'un autre côté, on peut alléguer que les iodures produisent de bons effets dans la scrofule (Lugol, Baudelocque, M. Lailler); mais ces bons résultats sont beaucoup plus lents que dans la vérole. On ne peut le nier, l'emploi du traitement spécifique a souvent guéri des lésions contre lesquelles d'autres agents thérapeutiques étaient sans action, et a de plus indiqué, dans ces cas, la véritable nature du mal.

Enfin, il est des sujets chez lesquels la syphilis et la scrofule sont associées. Le diagnostic est alors extrêmement difficile, si pas impossible, et le médecin doit mettre en œuvre toute sa sagacité et toute son expérience pour débrouiller les lésions qui appartiennent à la strume de celles qui relèvent de la vérole.

Le diagnostic différentiel entre les laryngopathies lupiques et cancéreuses présente moins de difficultés. Dans le cancer, les troubles fonctionnels sont précoces; les patients éprouvent des douleurs aiguës, vives, irradiant du côté du pharynx et des oreilles, augmentées par la déglutition, la parole, la toux. On observe une dysphagie plus considérable. La dyspnée est plus marquée. La voix est rauque, cassée, éteinte.

A l'examen laryngoscopique, on observe des lésions variant suivant qu'on a affaire à la forme encéphaloïde ou médullaire, ou bien à la forme épithéliomateuse.

Dans la forme encéphaloïde, on observe une tumeur médullaire, lisse, faisant saillie sous la muqueuse, qui est rouge, violacée. Le néoplasme ressemble à un polype largement pédiculé analogue à un champignon. Sa consistance est molle, lardacée. La tumeur s'accroît rapidement et donne lieu à une ulcération fongueuse, à bords élevés, durs, recouverte de pus et de mucosités. Cette ulcération s'accroît, gagne les cartilages; il se produit de la périchondrite, de la chondrite, etc. (Baratoux) (1).

Dans la forme épithéliale, on observe une tendance à la prolifération, se traduisant par d'énormes choux-fleurs fongueux, mamelonnés, ulcérés, sécrétant une quantité relativement abondante, d'un liquide ichoreux, fétide, occupant souvent un seul côté de l'organe, quelquefois s'étendant au delà.

Dans les deux formes de cancer, les hémorrhagies sont fréquentes; le malade exhale une odeur infecte et repoussante; on trouve, dans son expectoration qui est fétide, des débris de matières putrilagineuses dont on peut parfois faire l'examen histologique. On constate, en outre, une adénopathie cervicale très marquée; dans certains cas, de l'engorgement des ganglions sous-maxillaires, et sus-claviculaires. Comme il est facile de le voir, ces signes s'éloignent assez de ceux du lupus laryngé pour éviter toute confusion. L'absence de cicatrices, et les altérations régressives que présente le néoplasme sont deux points de diagnostic d'une grande importance.

Enfin, au bout de quelque temps, l'état général du sujet qui est mauvais, le teint jaune paille des téguments si caractéristique, et les signes de cachexie lèvent tout doute. Ajoutons encore, que, tandis que le lupus se développe

---

(1) J. BARATOUX. Du cancer du larynx, in *Progrès médical*, 1888, n° 23, p. 443.

de préférence chez des jeunes sujets, le cancer ne se montre que dans un âge assez avancé, de 40 à 75 ans (S. Duplay)..

La *lèpre* du larynx présente une très grande ressemblance avec le lupus de cet organe. Nous avons examiné comparativement au laryngoscope, deux lépreux atteints de laryngite, qui sont actuellement dans le service de M. le Dr Hallopeau, à l'hôpital Saint-Louis, et nous avons été frappé de la similitude des lésions. Dans les deux affections, on trouve la pâleur générale, livide, de l'organe de la voix, cet état d'hypertrophie, d'induration, d'épaississement portant surtout sur l'épiglotte, mais que l'on trouve aussi sur les fausses cordes et les aryténoïdes ; on remarque également des ulcérations grisâtres, atones, torpides. Les cordes vocales inférieures sont tantôt indemnes, tantôt atteintes par les processus. (Un des malades que nous avons examinés avait des ulcérations sur les cordes.)

En somme, les lésions objectives sont les mêmes que dans les laryngopathies lupeuses et on ne peut faire le diagnostic différentiel que d'après les commémoratifs, l'examen des lésions cutanées et la recherche dans les sécrétions du bacille de la lèpre.

On ne confondra pas le lupus du larynx avec les lésions laryngées de la *morve*. Cette maladie présente bien de petites nodosités qui, miliaires d'abord, prennent le volume d'un grain de chènevis ou d'un pois, mais ces granulations siègent ordinairement dans la région sous-glottique, et se propagent à la trachée et aux bronches ; or nous savons que, dans les laryngopathies lupeuses, le siège du mal est surtout dans le vestibule et dans la partie sus-glottique, et que l'extension du processus à la trachée est très rare.

Aux granulations succèdent des ulcérations, tantôt arrondies, tantôt irrégulières, qui s'étendent en profondeur, et peuvent atteindre les cartilages. Elles donnent lieu à une sécrétion abondante, et la muqueuse est rouge dans leur voisinage. Elles existent aussi dans les fosses nasales, d'où s'écoule un liquide muco-purulent, abondant, fétide, jaunâtre, puriforme, quelquefois sanguinolent, appelé *jetage*. Cette sécrétion, la rougeur de la muqueuse, la chondrite consécutive aux ulcérations, sont autant de points qui la distinguent des lésions laryngées lupiques. Si on ajoute à ces signes, les douleurs musculaires et articulaires, les lymphangites, les abcès et les éruptions pustuleuses de la peau, on arrive à différencier facilement les deux affections. Enfin les commémoratifs, les circonstances dans lesquelles la maladie s'est produite, la profession du sujet achèveront le diagnostic.

Nous n'insisterons pas sur les caractères particuliers des lésions laryngées de la fièvre typhoïde et de la variole, sur lesquelles la confusion n'est pas possible ; qu'il nous suffise de les signaler.

Pour nous résumer, nous dirons que si quelquefois le diagnostic du lupus du larynx présente des difficultés, on peut néanmoins arriver à les vaincre, non seulement en se basant sur les troubles fonctionnels et les signes objectifs, mais en tenant compte, en outre, de l'état général du sujet, des accidents concomitants, de la marche lente de l'affection, et de l'anamnèse.

« Le plus important, dit Isambert, sera d'arriver le plus vite possible à un diagnostic précis, pour pouvoir instituer un traitement rationnel et éviter les tâtonnements, les pertes de temps, et surtout les médications débilitantes qui sont absolument contre-indiquées. »

CHAPITRE VI

Pronostic.

Le pronostic du lupus du larynx est en général grave.
En effet, par suite des pertes de substance, qui sont quelquefois très étendues, les fonctions de l'organe phonateur
sont presque toujours compromises. La voix est rauque,
cassée, demi-éteinte, et si le processus a porté sur l'insertion des cordes, celles-ci ne possédant plus la tension
nécessaire, ne peuvent plus vibrer, et il en résulte une
aphonie complète, qui peut durer pendant des années, et
même persister indéfiniment.

Mais la perte de la voix, n'est pas la seule conséquence
de la localisation du lupus sur le larynx. L'hypertrophie, la
tuméfaction, les productions papillaires, bourgeonnantes,
que nous avons signalées et qui peuvent occuper tous les
points de la cavité laryngienne, sont susceptibles de déterminer une sténose plus ou moins complète, et dans certaines circonstances, le malade est menacé de mourir par
asphyxie, si l'on n'intervient assez tôt, et si, par la trachéotomie, on n'ouvre à l'air extérieur une porte d'entrée
nouvelle.

Les cicatrices elles-même, qui surviennent à une
époque plus avancée et qui sont constituées par du tissu
scléreux et rétractile, ne sont pas sans présenter des dangers sérieux. Elles produisent, en effet, des tiraillements,

des changements de forme et de position dans certaines parties de l'organe phonateur et déterminent parfois des laryngosténoses.

Signalons encore la persistance, la ténacité de la maladie, les nouvelles poussées lupiques survenant à côté des anciennes, et même sur les points cicatrisés, enfin l'extension du processus.

En somme, quand le médecin se trouve en face d'un cas de lupus laryngé, il doit avoir présente à l'esprit la possibilité de complications toujours graves et réserver le pronostic.

CHAPITRE VII

Étiologie. — Pathogénie.

Le lupus laryngé a été considéré, pendant longtemps, et
est encore regardé par certains médecins, comme une affection extrêmement rare. On s'est fondé, pour expliquer le
peu de fréquence de cette maladie de l'organe phonateur,
sur la structure de la muqueuse qui tapisse le larynx (1).
« On sait, dit Isabel, dans sa dissertation inaugurale, qu'il
y a entre la peau et les muqueuses un rapprochement de
fonctions et de structure très frappant. Les muqueuses à
épithélium pavimenteux (bouche, pharynx), développées
au dépens du feuillet épidermique du blastoderme offrent
avec la péau le plus haut degré d'analogie. La ressemblance est moins grande entre les muqueuses à épithélium prismatique (tube digestif depuis le cardia jusqu'à
l'anus, larynx, etc.), qui naissent du feuillet interne ou muqueux. . . . .
La muqueuse qui tapisse le larynx a une structure un
peu différente de la peau et des autres muqueuses ; c'est
cette différence qui nous autorise à croire à la moins
grande prédilection de la scrofule pour elle. Cependant
nous ne voudrions pas en conclure que c'est là la seule
raison, ... etc. »

D'un autre côté, on trouve, dans la thèse d'agrégation

(1) Voir Anatomie normale de la muqueuse du larynx, page 13.

de M. Looten, les lignes suivantes : « Les médecins de l'hôpital St-Louis, frappés de cette ressemblance évidente, ont pu établir en principe que les muqueuses comparables à la peau par leur structure pourraient comme elle être le siège de lésions analogues. . . . . . »

Ces explications sont sans doute très ingénieuses, mais dans le cas présent, nous ne saurions les admettre, car nous ne partons pas du même principe que MM. Looten et Isabel. Nous pensons, en effet, que, sans être une maladie commune, le lupus laryngé est plus fréquent qu'on n'a voulu le dire. Si pendant longtemps il a pu passer inaperçu, cela tient surtout à ce qu'on ne s'est pas avisé de le rechercher.

Les laryngopathies lupeuses se montrent de préférence chez les jeunes sujets, elles frappent les femmes et particulièrement les jeunes filles, et cela dans une proportion considérable ; on les rencontre moins souvent dans le sexe masculin.

Les conditions étiologiques qui leur donnent naissance sont les mêmes que celles du lupus de la peau. C'est probablement en vertu d'une prédisposition particulière des sujets, peut-être parce que le larynx constitue chez eux un *locus minoris resistentiæ* que l'affection envahit cet organe. Le lupus, on le sait, est beaucoup plus commun en Allemagne, en France, en Autriche qu'en Angleterre, en Irlande, aux États-Unis. Il n'est jamais congénital ; l'hérédité a été retrouvée un certain nombre de fois.

On a invoqué parmi les causes prédisposantes : la misère, le surmenage, toutes les causes qui tendent à débiliter l'organisme ; il n'en est pas toujours ainsi ; et il n'est pas rare d'observer des lupiques, qui jouissent d'une santé florissante.

On a cité parmi les causes occasionnelles, les maladies infectieuses, les fièvres éruptives, la dothiénentérie, etc.

Chez les lupiques, comme chez les syphilitiques, un traumatisme peut être le point de départ d'une nouvelle
poussée (Verneuil).

Avant de terminer ce chapitre étiologique, il nous reste
à examiner un dernier point qui, certes, n'est pas le moins
important, nous voulons parler de la **pathogénie**. Nous
devons nous demander, en effet, de quelle nature sont les
lésions que nous venons de décrire. Cette question, grosse
de conséquences, a donné lieu à un grand nombre de discussions.

Les uns en effet, ont voulu y voir des manifestations de
la syphilis héréditaire à longue échéance. Ils prétendent
que le siège de la maladie (épiglotte et région sus-glottique), les vastes pertes de substance, la marche lente,
enfin, la constatation fréquente chez les ascendants de
signes indiquant la syphilis, plaident en faveur de leur
opinion. Nous ferons remarquer que la scrofulo-tuberculose
porte également sur ces mêmes parties, possède une marche lente, détermine des dégradations aussi considérables ;
quant aux traces syphilitiques que porteraient les parents
on les trouve beaucoup plus rarement que ne semblent le
croire les adeptes de cette théorie, même, en examinant
les ascendants avec la plus scrupuleuse attention.

D'autres dermatologistes considèrent le lupus comme
une manifestation strumeuse. Cette opinion a été défendue
avec talent et autorité par l'école française, représentée
par cette phalange d'hommes illustres ayant noms d'Alibert, Lugol, Baudelocque, Devergie, Bazin, etc.

« Presque toujours la dartre rongeante doit son existence
à la diathèse écrouelleuse » a écrit Alibert. Ces idées ne
sont pas admises par l'école anatomo-pathologique alle-

mande. « La création d'un lupus scrofuleux, dit Virchow, me semble être quelque chose de tout à fait arbitraire », et Auspitz, plus méprisant encore, dit : « Bazin reste profondément enfoncé dans la vieille marotte française des diathèses ». Cette doctrine a néanmoins rallié un certain nombre de partisans. « En dépit de ces auteurs, dit Homolle, les faits démontrent, trop souvent, des relations intimes entre le lupus et la scrofule, pour qu'on ne soit pas autorisé à voir, dans l'affection locale, une manifestation de la maladie générale.

Certains médecins ont voulu faire de la conciliation et ont admis le cumul des deux diathèses. Pour eux, le lupus procéderait à la fois de la strume et de la syphilis (scrofulo-syphilis de M. Bucquoy). C'est dans ces circonstances que M. Ricord a créé son fameux *scrofulate de vérole*, expression originale désignant les manifestations strumeuses auxquelles l'hérédité syphilitique n'est pas étrangère.

Depuis quelques années, la question est entrée dans une nouvelle phase. On s'est beaucoup occupé des rapports de la scrofule et de la tuberculose. La première a perdu énormément de terrain au profit de la seconde, qui a englobé certaines affections qu'on rapportait autrefois à la strume. De ce nombre se trouve le lupus, dont la pathogénie entourée d'obscurité, il y a encore peu de temps, paraît aujourd'hui complètement élucidée. Déjà, notre maître, M. Besnier, et d'autres médecins distingués de l'hôpital St-Louis, avaient, au nom de la clinique, proclamé l'identité du lupus et de la tuberculose, devançant ainsi les recherches de l'école anatomo-pathologique allemande qui sont venues confirmer cette assertion.

Aujourd'hui, il paraît absolument démontré que le lupus est une affection *tuberculeuse*. Ce fait est proclamé hautement par l'histologie, l'expérimentation et la clinique.

1° *Preuves histologiques.* — Friedländer, Köster, Max Schüller, Schüppel, Virchow, etc., en Allemagne, Charcot, Grancher, Cornil, Leloir, Renaut, Chandelux, etc., en France ; Colomiatti et Bizzozzero en Italie, établirent, en effet, que le nodule lupique a la même structure anatomique que le follicule tuberculeux, et que, comme lui, il est constitué par un tissu granuleux, caractérisé par des îlots présentant des cellules géantes très nettes, entourées à leur périphérie de cellules embryonnaires, se développant autour des vaisseaux sanguins et lymphatiques, et pouvant subir la dégénérescence caséeuse. Plus tard, la découverte par R. Koch, de l'agent infectieux de la tuberculose, du *bacille*, que l'on retrouve également, mais en moins grande quantité dans les tissus lupeux, acheva de démontrer l'identité histologique du nodule lupique et du follicule tuberculeux. Dès lors, les micrographes se mirent à la recherche de ce fameux bacille, et arrivèrent à déceler assez souvent sa présence sur des coupes de lupus. Depuis, Demme, Pfeiffer, Doutrelepont, Krause, Koch, etc., ont pratiqué une quantité innombrable de coupes sur des lambeaux excisés de lupus cutané et ils sont arrivés à trouver presque constamment le bacille tuberculeux, qui siégerait, suivant eux, dans les cellules géantes, ou dans les cellules épithélioïdes voisines. Mais ces bacilles ne se rencontrent pas dans toutes les coupes ; il faut en pratiquer un grand nombre pour arriver à déceler leur présence. Dans un cas, Koch n'en a rencontré qu'à la 27° coupe, et dans un autre cas, à la 43° ; mais celles-ci renfermaient un certain nombre d'éléments bacillaires. Cette rareté sur certains points de l'agent infectieux nous explique comment M. le Prof. Cornil, sur plusieurs coupes faites dans douze cas de lupus, n'a rencontré qu'un seul bacille, comment Malassez l'a cherché vainement.

Au surplus, on ne doit pas s'étonner de la rareté des bacilles dans le lupus. N'en est-il pas de même dans la tuberculose des os, des articulations, dans les gommes? Est-ce qu'on nie, pour cela, la nature tuberculeuse de ces affections ?

2° *Preuves expérimentales.* — L'expérimentation démontre, d'une façon tout aussi probante, la nature bacillaire du lupus. Si les inoculations tentées par MM. Cohnheim, Auspitz, Kiéner, Vidal, ont eu des résultats négatifs, par contre, celles de MM. Cornil et Leloir, Max Schüller, Doutrelepont, Pfeiffer, etc., ont eu des résultats positifs. Nous ne pouvons rapporter ici toutes les expériences qui ont été entreprises à ce sujet et qui ont été couronnées de succès. Nous nous contenterons de relater celles de Koch, qui démontrent, de la façon la plus éclatante, la nature bacillaire du lupus. Koch a inoculé 18 lapins dans la chambre antérieure de l'œil, et 8 cobayes sous la peau avec des fragments lupeux provenant de dix malades. Il a de plus inoculé 5 cobayes avec des bacilles qu'il avait cultivés pendant douze mois. Tous ces animaux sont devenus tuberculeux. Rappellerons-nous encore les inoculations faites en séries suffisantes par Hip. Martin sur des lapins ou des cobayes, qui sont morts consécutivement de tuberculose avérée, souvent généralisée? Ces faits sont assez éloquents et nous n'y insisterons pas davantage.

3° *Preuves cliniques.* — Les observations cliniques sont d'accord avec l'histologie et l'expérimentation et prouvent encore surabondamment, l'identité du lupus et de la tuberculose. On sait, en effet, combien est fréquente aujourd'hui la phthisie pulmonaire chez les lupeux. Sur 38 malades atteints de lupus sur certains points du corps, M. Besnier a pu en trouver huit présentant manifeste-

ment des signes physiques de tuberculose pulmonaire.
De son côté, M. le Prof. Leloir (de Lille) a observé sur
un total de 17 lupeux, dix malades présentant des signes
bacillaires du côté du poumon, et un onzième atteint de
tumeur blanche du genou. En lisant la thèse de M. le docteur Renouard, on trouve des faits nombreux de phthisie pulmonaire coïncidant avec des lésions lupiques. On
ne compte plus aujourd'hui les cas où les lupeux succom-
bent à des lésions tuberculeuses des poumons, des
méninges, des plèvres, du péritoine, etc. (observations de
MM. Besnier, Fournier, Quinquaud, Aubert, Doutrelepont, etc.). En outre, on voit de vrais lupus se développer
dans le voisinage de fistules (1) provenant de tuberculose
des os ou des articulations (obs. de Wolkmann, Besnier,
Schuller, Neisser etc.). Inversement, on voit, chez des
lupeux, des affections tuberculeuses des os ou des articulations. Enfin, si l'on interroge avec soin ces malades, on
ne tarde pas à apprendre, ou bien que leurs parents directs,

(1) Les faits suivants, observés par notre maitre M. E. Besnier, avant la
découverte de Koch, démontrent de la façon la plus nette, les relations de
la tuberculose et du lupus :

1° Dans le premier cas, il s'agit d'un jeune homme atteint depuis plusieurs années de tuberculose pulmonaire et d'une fistule anale de nature
tuberculeuse. De cette fistule coulait presque constamment du pus apparemment chargé de bacilles. Toujours est-il qu'au moment où M. Besnier
observa le malade, il s'était développé sur la fesse un lupus tuberculeux
typique, qui, par son siège et sa forme, représentait exactement le trajet
suivi par l'écoulement du pus sorti de là fistule.

2° Dans le deuxième cas, il s'agissait d'une fillette de 16 à 18 ans, qui
avait été amputée l'année précédente pour une tumeur blanche tuberculeuse du genou. Apparemment, l'amputation n'avait pas été faite au-dessous de la lésion osseuse tuberculeuse, et le pus provenant du fémur
malade contenait encore des bacilles. En effet, le pus, qui suintait par les
lèvres de la plaie, ne tarda pas à produire sur le moignon un type de
lupus tuberculeux, qui continua à s'agrandir sur les cicatrices et força la
malade à venir se faire soigner à l'hôpital St-Louis (*Ann. de dermat.*, 1884).

étaient atteints de phthisie pulmonaire ou bien qu'ils ont eu dans leur entourage des tuberculeux, auprès desquels ils ont pu s'inoculer. Tous ces faits là ne sont-ils pas absolument démonstratifs ? Ne sont-ce pas là des preuves évidentes ?

Néanmoins, un certain nombre de médecins éminents, parmi lesquels MM. E. Vidal, Kaposi, Jarisch, se refusent encore à admettre l'identité des deux affections : lupus et tuberculose. Ils se basent sur ce que la symptomatologie du lupus diffère de celle de la tuberculose proprement dite. Mais, ainsi que le dit M. Besnier, si cette différence entre les symptômes n'eût pas existé, à qui aurait-il pu venir l'idée de donner à chacune de ces affections une dénomination différente ? Personne ne prétend identifier les caractères objectifs de ces lésions. Est-ce que le virus syphilitique ne produit pas des effets multiples et différents suivant les individus et suivant l'ancienneté de la maladie ? Certains sujets ne présentent-ils pas, sur la peau, des papules par exemple, alors que d'autres offrent des éruptions pustuleuses, crustacées, ou ulcéreuses ? Le chancre présente-t-il les mêmes caractères objectifs que la gomme ? Evidemment, et tout le monde est d'accord sur ce point, on ne peut invoquer pour ces manifestations qui sont cependant si différentes comme aspect et même comme évolution, et pronostic, une origine différente ; on ne peut pas les placer sur le compte de plusieurs maladies, et toutes ces lésions sont imputables à la syphilis. Et la tuberculose pulmonaire elle-même, se présente-t-elle toujours avec les mêmes caractères et suivant un type invariable ? On peut en dire autant du lupus. *Objectivement* parlant, le lupus cutané ne ressemble pas à la tuberculose de la peau ; le lupus du larynx ne ressemble pas à la tuberculose laryngée ; mais *pathogéniquement* parlant, ces lésions sont absolument identiques ; elles sont produites par une même et unique cause : *la présence du bacille tuberculeux.*

En ce qui concerne l'hérédité du lupus qui a été contestée, nous devons dire que, dans un certain nombre de cas, cette transmission héréditaire a été observée. On a allégué encore que le lupus ne mène pas à la phthisie. Nous avons déjà discuté ce point là, et nous savons ce qu'il faut en penser.

Comme conclusion, nous dirons que le lupus, qu'il siège à la peau ou sur les muqueuses, n'est autre chose qu'une forme de tuberculose présentant des caractères objectifs particuliers, qu'il doit probablement au peu d'abondance de l'agent infectieux, du bacille.

Le lupus du larynx est donc, suivant nous, *une forme de tuberculose laryngée, à bacilles rares.*

CHAPITRE VIII

Statistique.

Le lupus du larynx, quoique n'étant pas une maladie commune, n'est cependant pas aussi rare, qu'on l'a cru pendant longtemps.

Il nous a paru intéressant, à ce sujet, de publier les statistiques suivantes :

Holm, depuis octobre 1863, jusqu'au mois de janvier 1877, a observé à l'hôpital de Copenhague 124 malades atteints de lupus sur divers points du corps. Depuis 1866, tous les patients ont été examinés au laryngoscope. Dans six cas, le larynx était envahi par l'affection lupeuse.

Chiari a examiné dans la clinique du Prof. Kaposi, à Vienne, 68 lupiques (42 femmes et 26 hommes). Dans 55 cas, il a trouvé des lésions à la face ; 24 malades présentaient en même temps du lupus de la bouche, du pharynx ou du nez ; une seule avait un lupus de la conjonctive. Quatre avaient des lésions certaines de lupus laryngé : deux autres présentaient des altérations qui, quoique plus douteuses, devaient être mises sur le compte du lupus, puisqu'il en existait aussi sur la peau ; enfin deux autres étaient atteintes de lupus du larynx et des muqueuses voisines, mais la peau était dans un état d'intégrité absolue. Sur ces huit malades affectés de lupus laryngé, il y avait deux hommes et six femmes. Presque toutes ces dernières avaient moins de vingt ans.

De 1877 à 1882, Alex. Haslund, médecin de la section
de dermatologie et de syphiligraphie à l'hôpital de Copenhague, a observé, dans son service, 109 cas nouveaux
de lupus. Chez *dix* malades, le larynx était pris, ce qui
donne une proportion de 9,1 0/0. Sur ces *dix* cas, neuf
sont relatifs à des femmes, dont la plus jeune avait 17 ans,
et la plus âgée 32 ans. Le dixième concerne un jeune
homme de 16 ans, chez lequel on dut faire la trachéotomie,
et qui s'améliora très rapidement à la suite de cette opération.

Nous avons nous-même examiné au laryngoscope 89 lupiques, dans les divers services de l'hôpital Saint-Louis
(48, chez M. Besnier ; 9, chez M. le Prof. A. Fournier ;
9, chez M. E. Vidal ; 10, chez M. Hallopeau ; 10, chez
M. Quinquaud, et 3, chez M. Tennesson).

Sur ce total de 89 malades, nous avons constaté *huit*
cas de lupus laryngé très manifeste, soit environ 9,1 0/0.
Six cas se rapportent à des femmes ou jeunes filles, deux
à des hommes. Au point de vue de l'âge, voici ce que nous
avons trouvé chez nos malades :

Un cas à............	20 ans	(jeune fille).	
—	21 —	(jeune homme).	
—	22 —	(demoiselle).	
Deux à............	23 —	—	
Un.. à............	26 —	—	
—	40 —	(homme).	
—	46 —	(femme).	

Chez ces deux derniers malades, le lupus laryngé existait depuis 4 ans.

De cette statistique, il nous est permis de conclure :

1° Que le lupus du larynx est plus fréquent qu'on ne
l'a cru pendant longtemps (puisque notre statistique, qui
concorde avec celle d'Haslund très exactement, donne

9,1 0/0 et que celle de Chiari est très approchante aussi).

2° Que cette affection frappe plus particulièrement le sexe féminin (et cela dans de grandes proportions).

3° Enfin, qu'elle se montre de préférence dans l'âge adulte.

CHAPITRE IX

Traitement.

Le traitement du lupus du larynx doit être comme celui du lupus de la peau, *général* et *local*. Le premier modifie avantageusement l'économie toute entière et la met en mesure de lutter contre la maladie qui l'envahit ; mais il n'agit pas ou agit peu sur les lésions qui existent déjà. Le second, au contraire, porte directement son action sur les tissus morbides, et constitue ainsi un précieux adjuvant de la médication interne.

1° *Traitement local.* — Le traitement local est d'une grande efficacité dans le lupus laryngé et on peut dire qu'il occupe une place importante dans la thérapeutique de cette affection. On lui doit un certain nombre de succès.

Pendant longtemps, on se contenta d'appliquer des révulsifs cutanés sur la région du larynx (teinture d'iode, huile de croton, emplâtres vésicants, etc). Ces moyens sont insuffisants, et sont maintenant abandonnés.

Aujourd'hui, l'on emploie des agents chimiques, ordinairement caustiques, que l'on porte directement sur le siège du mal, au moyen de pinceaux ou d'éponges montés sur des tiges recourbées. Les badigeonnages intra-laryngiens avec de la teinture d'iode pure ou avec de la glycérine iodée produisent des améliorations notables, et sont fortement vantés par un certain nombre de laryngologistes. On s'est également bien trouvé des cautérisations avec le nitrate d'argent, le chlorure de zinc, l'acide chromique, l'acide lactique, la potasse caustique, en solution. Dans certains cas, on obtient de bons résultats en insufflant dans le larynx de la poudre d'iodoforme, qui agit sur les ulcérations plus particulièrement et détermine leur cicatrisation. Mais ce traitement demande à être continué pendant longtemps avant d'arriver à un résultat satisfaisant.

Il est d'autres procédés thérapeutiques, qui agissent beaucoup plus rapidement, et sont en même temps plus efficaces que les caustiques chimiques, nous voulons parler de la *cautérisation ignée* au galvano-cautère, du *raclage* et des *scarifications*, que l'on applique avec tant de succès au lupus de la peau, et qui donnent aussi, dans les laryngopathies lupeuses, les meilleurs résultats.

La cautérisation se fait avec une tige galvanique recourbée, tantôt sous forme de ponctuations, tantôt en séries linéaires, comme sur le tégument externe. Il faut avoir bien soin de ne laisser passer le courant que quand on se trouve en contact avec les parties que l'on doit toucher.

Les raclages sont pratiqués au moyen d'une curette analogue à celles qu'on emploie pour racler les surfaces lupeuses de la peau.

Pour les scarifications, on se sert de petites lames, dont le tranchant est enfermé dans une gaine et caché au moment de l'introduction de l'instrument, et mis à découvert au moyen d'un ressort, au niveau des surfaces malades qu'on laboure dans tous les sens, sous forme de hachures losangiques.

Ces trois procédés ont l'avantage de modifier rapidement les tissus morbides. Les ulcérations fongueuses, grisâtres, atones, sont transformées en plaies inflammatoires de bonne nature, qui bourgeonnent et se cicatrisent. Il s'écoule toujours une certaine quantité de sang, surtout si l'on a recours au raclage ou aux scarifications ; mais cette perte de sang, quoique parfois abondante, ne doit pas inquiéter le médecin, car elle ne dure pas longtemps et s'arrête complètement d'elle-même. Il n'y a jamais d'hémorrhagie redoutable.

Avant d'introduire le scarificateur ou le couteau galvano caustique, on doit prendre la précaution de badigeonner le larynx avec une solution de chlorhydrate de cocaïne au dixième ou au cinquième, même chez les sujets dont la sensibilité est assez obtuse. La cocaïne, en effet, non seulement anesthésie, mais encore anémie les parties sur lesquelles vont porter les instruments, et par conséquent diminue les chances d'hémorrhagies. Enfin, après l'opération, on doit faire une sorte de pansement topique et antiseptique sur les parties cruentées ; les insufflations d'acide borique ou d'iodoforme pulvérisés remplissent bien ce but.

Dans ces derniers temps, M. le D[r] Th. Heryng, directeur du service de laryngologie à l'hôpital de Varsovie, a fait construire des scarificateurs de formes variées, et des curettes tranchantes, pour le traitement chirurgical de la tuberculose laryngée. Ce médecin fait ensuite sur les parties dénudées au moyen de ces instruments, des applications d'acide lactique. Il n'a eu qu'à se louer de l'emploi de ce traitement qui peut aussi s'appliquer au lupus de l'organe de la voix.

Comme conclusions, nous pensons que, dans certains cas, les applications de glycérine iodée ou de nitrate d'argent sont suffisantes pour amener une amélioration et même la guérison, mais que chez d'autres malades il faut agir plus vigoureusement et plus profondément, et alors avoir recours aux scarifications ou aux cautérisations

suivies de badigeonnages avec une solution d'acide lactique ou bien d'insufflations d'iodoforme ou d'acide borique
pulvérisés.

Chez quelques sujets, soit par suite de l'hypertrophie,
soit par le volume ou le nombre des productions papillaires et bourgeonneantes qui encombrent le larynx, soit
encore par un défaut de mobilité des cordes vocales il se
produit une sténose de la glotte déterminant des phénomènes de suffocation. Si la laryngosténose n'est pas trop
prononcée, on pourra introduire dans la cavité laryngienne
les sondes de Schrœtter, qui non seulement ont pour effet
de dilater les parties rétrécies, mais encore peuvent
détruire les productions papillaires par la pression mécanique qu'elles exercent sur elles (Chiari). Si la sténose
est complète, il faudra avoir recours à la trachéotomie.

2° *Traitement général.* — Non seulement, il faut s'occuper des lésions locales que présentent les lupiques,
mais on doit encore mettre l'organisme dans des conditions qui lui permettent de résister à la maladie. Aussi,
doit-on instituer, le plus tôt possible, un traitement général réconfortant.

Malheureusement, il n'existe pas de spécifique pour le
lupus comme pour la syphilis, ce qui explique les tâtonnements des médecins et les nombreuses médications qui
ont été préconisées contre l'affection qui nous occupe.

L'huile de foie de morue est, sans contredit, de tous les
médicaments, celui qui a rendu et rend encore le plus de
services ; elle a été employée en Angleterre et en Allemagne bien longtemps avant d'être connue en France, où
on ne la prescrit que depuis un siècle environ. Les médecins de l'hôpital Saint-Louis ont la plus grande confiance
en cette préparation qu'ils ordonnent très fréquemment.
Point n'est besoin de recourir aux doses énormes que l'on

faisait prendre autrefois aux malades. 50 à 60 grammes par jour suffisent à produire de bons résultats (1). L'huile de foie de morue se digère bien, et est en général bien supportée par les sujets.

Les préparations arsenicales agissent favorablement sur l'état général des lupiques. Le Prof. Doutrelepont (de Bonn), et notre maitre M. E. Besnier, qui les emploient sur une assez vaste échelle, en ont obtenu de bons effets.

L'iodure de fer, rend aussi de grands services, mais son action est beaucoup plus lente et il agit surtout comme tonique et reconstituant.

Quant à l'iode et aux iodures, surtout l'iodure de po-tassium, les avis sont partagés. Certains médecins depuis Lugol (M. Lailler entre autres), s'en montrent très enthou-siastes. Cette opinion n'est pas partagée par tout le monde et M. Besnier croit que leur action est à peu près nulle, à moins qu'il n'y ait un mélange de scrofule et de syphilis.

L'iodoforme, à l'intérieur, ne donne pas, non plus, de grands résultats.

De tous les médicaments, le plus fidèle est l'huile de foie de morue ; en seconde ligne viennent les préparations arsenicales (acide arsénieux, arséniate de soude). Enfin, les préparations ferrugineuses (surtout l'iodure de fer), le quinquina, la gentiane, le houblon et autres amers, agissent comme toniques et réconfortants ; ils stimulent les fonctions digestives et sont de très bons adjuvants. Nous en dirons de même des antiscorbutiques.

Les eaux minérales, surtout les eaux arsenicales. (La

(1) L'abus de l'huile de foie de morue peut amener des dyspepsies qui deviennent une complication très sérieuse dans une maladie où l'alimentation doit jouer un si grand rôle. On a signalé des stéatoses hépatiques et de véritables cirrhoses graisseuses consécutives à l'abus de l'huile de foie de morue (E. RENOUARD. Th. de doct., p. 170.)

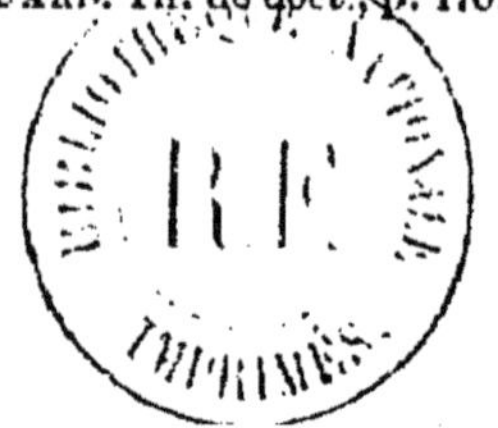

Bourboule), et les eaux chloro-bromo-iodurées (Salies), enfin les bains de mer sont encore de précieux auxiliaires, qui agissent plutôt sur l'état général que sur les lésions lupeuses.

Hygiène. — A côté des traitements interne et externe, nous devons mentionner les conditions hygiéniques que l'on ne doit jamais négliger. L'hygiène en effet, joue un grand rôle dans la thérapeutique des affections lupiques.

M. le Dr Brissaud (1), dans son excellent article *Scrofule* du Dictionnaire de médecine et de chirurgie pratiques, a tracé, en quelques lignes et de main de maitre, les règles à suivre. Nous ne saurions résister au plaisir de citer textuellement ses propres paroles, auxquelles il n'y a rien à ajouter.

« Il faut, dit-il, aux malades, un air pur et sec, dans un climat tempéré, à l'abri des brusques changements de température ; l'habitation exposée à la fois au levant et au couchant, ne sera ni étroite ni humide. Le régime alimentaire se composera de viandes rôties, de légumes frais, de laitage, de vins généreux etc., etc., ; mais la misère, neuf fois sur dix, est la cause du mal. A défaut de ces moyens, inaccessibles à la classe populaire, il en est quelques-uns qui ne sauraient être trop recommandés. La gymnastique, qui procure une fatigue salutaire, favorise toutes les fonctions cutanées, développe les muscles thoraciques et amplifie les mouvements respiratoires ; les frictions sèches sur la totalité de la surface tégumentaire, qui stimulent la circulation périphérique et régularisent la sécrétion épidermique ; les bains enfin, médicamenteux

____

(1) BRISSAUD. Article *Scrofule,* in *Dict. de méd. et de chir. pratiques,* t. XXXII, p. 751.

ou non, mais administrés à température croissante, ainsi que l'indique le Prof. Lasègue: voilà autant de procédés qui aujourd'hui sont à peu près à la disposition de tout le monde et qui ne doivent jamais être négligés. »

CONCLUSIONS

Le lupus du larynx a pendant longtemps passé inaperçu, et n'est connu et bien étudié que depuis quelques
années.

Sur le larynx, comme sur la peau, le lupus consiste
dans un tissu granuleux, présentant des ilots constitués
par des cellules géantes, entourées de cellules embryonnaires, pouvant subir la dégénérescence caséeuse. Ces ilots
existent au pourtour des vaisseaux sanguins et lymphatiques. On constate, dans les cellules géantes ou les cellules périphériques, le bacille de la tuberculose, mais il
n'y existe jamais en quantité considérable, et on est obligé, pour le trouver, de faire un grand nombre de coupes.

Le lupus laryngé peut être primitif ou secondaire. Ce
dernier est le plus commun ; il s'accompagne le plus souvent de lésions lupeuses sur les muqueuses buccale, nasale et pharyngée, en dehors de celles qui existent sur le
tégument externe. Son début est lent et insidieux ; il
demande a être recherché ; pendant longtemps en effet,
l'appareil phonateur proprement dit est indemne et on
n'observe pas de troubles fonctionnels ou du moins ceuxci sont très rares. A une période plus avancée, les cordes
vocales sont prises et alors la voix est rauque, cassée,
demi-éteinte ; quelquefois il existe une aphonie complète.
La toux est rare, l'expectoration peu abondante, mais on
observe un ptyalisme assez marqué. La dyspnée, sauf
complications, n'est jamais trop considérable. Toutes ces
lésions sont absolument indolentes.

Le lupus existe souvent en même temps aux fosses nasales, et peut déterminer de l'ozène; sur le pharynx où il occasionne de la douleur à la déglutition et des phénomènes angineux; à la voûte palatine qui est quelquefois très largement perforée; enfin, du côté des oreilles, il détermine de l'otorrhée, des bourdonnements et de la surdité. L'engorgement ganglionnaire est peu marqué.

A l'examen laryngoscopique, on constate une pâleur générale de l'organe de la voix, un état hypertrophique plus ou moins accentué, tantôt des productions végétantes, mûriformes ou polypiformes, tantôt un état lisse et tendu de la muqueuse qui est plus ou moins tuméfiée. Cet état hypertrophique entraîne des déformations de la glotte et de l'orifice supérieur du larynx; il peut être assez prononcé pour produire une laryngosténose. A une période plus avancée du mal, on constate des ulcérations d'étendue variable, entraînant avec elles de grandes pertes de substance, et donnant lieu ultérieurement à des cicatrices blanches, scléreuses, rétractiles, qui sont elles-mêmes dangereuses, car elles peuvent déterminer des sténoses laryngées, par les tiraillements qu'elles exercent sur certaines parties de l'organe de la voix. Le processus lupique se localise surtout sur l'épiglotte et la région sus-glottique, les autres portions du larynx ne se prennent que consécutivement, et dans certains cas, même, la maladie parcourt toute son évolution, en les respectant.

Le lupus primitif présente les mêmes phénomènes subjectifs et les mêmes signes objectifs que le lupus secondaire, mais la peau, les muqueuses et les autres parties du corps n'offrent pas de traces lupeuses. Il est beaucoup plus rare que le secondaire; on n'en connaît encore que quelques cas.

Un certain nombre d'affections peuvent compliquer le lupus laryngé. Nous citerons surtout la tuberculose des poumons, des méninges, du péritoine des plèvres ; les tumeurs blanches, abcès froids, coxalgies, etc. L'érysipèle paraît exercer une influence curatrice sur la maladie (Cazin). Une affection très redoutable, mais qui heureusement complique très rarement le lupus laryngé est l'œdème de la glotte. La chondrite et la périchondrite n'ont été observés que dans quelques cas.

L'état général est le plus souvent excellent, du moins pendant longtemps ; les malades jouissent d'une santé florissante.

Le lupus du larynx évolue lentement ; sa durée doit être comptée par années.

La guérison a été notée dans un certain nombre de cas.

Le diagnostic est toujours difficile. Au début, l'affection passe souvent inaperçue. Aussi, il y a intérêt à examiner *tous* les lupiques sans exception, au laryngoscope. Il faut faire l'examen très complet du malade, s'aider de tous les commémoratifs, avant de se prononcer. Quatre maladies peuvent surtout prêter à confusion, ce sont : la tuberculose commune du larynx ; les manifestations laryngées de la syphilis, de la lèpre ; enfin le cancer de l'organe phonateur.

Le pronostic doit être réservé ; il faut toujours songer aux complications possibles (œdème de la glotte surtout).

Le lupus du larynx est plus fréquent qu'on ne l'a cru pendant longtemps. On le rencontre chez les lupiques dans une proportion de 9,1 0/0 environ. Les femmes y sont plus exposées que les hommes. Il se manifeste de préférence chez les adultes. Les causes sont les mêmes que celles du lupus de la peau.

Le lupus du larynx peut être considéré comme une forme de tuberculose caractérisée par le petit nombre de ses bacilles ; c'est ce que démontrent les recherches histologiques, expérimentales et cliniques.

Le traitement doit être local et général : le premier consiste à cautériser les parties malades avec des caustiques chimiques ou mieux le galvano-cautère. Les scarifications et les raclages donnent aussi d'excellents résultats. Il faut, en outre, prescrire aux lupiques des toniques et des réconfortants. L'huile de foie de morue et les arsenicaux constituent, à ce point de vue, les médicaments les plus fidèles. L'hygiène occupe une place importante dans la thérapeutique de cette affection et ne doit pas être négligée.

Arrivé au terme de notre travail, nous ne nous dissimulons pas qu'il renferme un certain nombre de lacunes. Nous regrettons que des difficultés matérielles ne nous aient pas permis de traiter plus à fond certains points, principalement les parties histologique et expérimentale.

Apporter notre tribut à l'étude du lupus du larynx ; ajouter aux faits déjà publiés de cette maladie quelques observations nouvelles ; attirer l'attention sur l'évolution sournoise, torpide, latente, des laryngopathies lupeuses, surtout au début ; montrer, par suite, l'utilité qu'il y a à examiner au laryngoscope, sans parti pris, *tous* les malades sans exception affectés de lupus de la peau ou des muqueuses ; tel a été notre objectif, quand nous avons entrepris ce travail. Nous serons heureux si notre but est atteint, et si nous obtenons les suffrages de nos juges.

OBSERVATIONS

A. — LUPUS SECONDAIRE DU LARYNX

I.— Observations inédites.

OBSERVATION I (PERSONNELLE)

Lupus tuberculo-ulcéreux perforant de la face, de la cavité buccale, des fosses nasales, du pharynx et du larynx.

Mme Let...., Florence, âgée de 46 ans, vient depuis longtemps à la policlinique de M. E. Besnier à l'hôpital St-Louis.

Antécédents héréditaires. — Père mort hémiplégique à 78 ans. Sa mère a succombé à une maladie de cœur. Elle a un frère bien portant et ne connait dans sa famille ni tuberculeux ni lupiques.

Antécédents personnels. — Beaucoup de gourmes dans l'enfance. Adénopathie cervicale assez accentuée. Coryza chronique (la malade déclare qu'elle mouchait beaucoup). Pas de blépharite ciliaire, ni de taies sur les cornées. Pas de syphilis, ni héréditaire ni acquise.

Rougeole à l'âge de 7 ans.

Fièvre typhoïde à 13 ans.

A 15 ans, tumeurs et fistules lacrymales des deux yeux, opérées par Nélaton à l'hôpital des Cliniques.

Réglée pour la première fois à l'âge de 16 ans ; les menstrues ont toujours été normales, excepté depuis quelques mois où elles sont intermittentes, irrégulières ; tantôt réduites à quelques gouttes de sang, elles constituent d'autres fois des pertes assez abondantes. (Ménopause.)

A l'âge de 17 ans, est survenu à l'aile gauche du nez, un petit bouton qui a été pansé avec une pommade dont la malade ne peut indiquer le nom, pommade prescrite par un médecin du département de Seine-et-Oise. Loin de disparaître, ce bouton s'est agrandi peu à peu, a gagné toute la surface externe du nez; en même temps, des nodules lupiques se sont développés sur les deux joues, au niveau des pommettes et aux angles externes des yeux dans des points symétriques. La malade est entrée alors à l'hôpital St-Louis, à la salle St-Jean, dans le service de Devergie (en 1860), où elle a été traitée localement par des applications de caustiques chimiques, en même temps qu'elle prenait intérieurement de l'huile de foie de morue. Elle est restée 16 mois dans ce service, dont elle est sortie non seulement très améliorée mais presque guérie.

La malade s'est mariée à l'âge de 21 ans, c'est-à-dire environ trois ans après sa sortie de l'hôpital. Elle n'a jamais fait de fausse couche, a eu trois garçons, dont un est mort à quatre mois et demi de cholérine ; les deux autres sont bien portants et n'ont jamais eu la moindre altération de la peau ou des muqueuses. A 22 ans, accidents d'occlusion intestinale. A l'âge de 25 ans nouvelle poussée lupique à la lèvre supérieure. Toute la lèvre est envahie par le processus qui gagne en même temps les gencives supérieures et la voûte palatine. Mme L.... est traitée alors régulièrement par M. le Docteur E. Vidal à sa policlinique de St-Louis, au moyen de raclages et de scarifications. Elle a été soumise pendant huit ans à ce traitement externe, en même temps qu'elle prenait, à l'intérieur, de l'huile de foie de morue. Malgré cette thérapeutique rationnelle, le mal s'est étendu, a gagné en profondeur, a envahi les fosses nasales, le voile du palais et le larynx.

En 1884, Mme L.... a présenté des troubles vocaux. La voix était rauque, cassée, mais il n'existait pas d'aphonie complète. Elle a été traitée à cette époque par Krishaber, au moyen des cautérisations ignées sur le larynx. La voix est revenue peu à peu.

En février 1886, la malade s'est présentée à la policlinique de notre maître M. le Dr E. Besnier, à l'hôpital St-Louis, qui a constaté des destructions étendues. Elle a été soumise alors à la cautérisation ignée au moyen de grilles galvaniques à six ou huit pointes, et sur certaines parties avec la pointe unique. Nous avons suivi les diverses phases de la maladie pendant l'année 1886. Au bout de quelques séances de cautérisations une amélioration était survenue, mais il se produisait constamment, à côté des points cicatrisés, de nouveaux foyers de repullulation. Outre le traitement externe, on avait ordonné à Mme L.,.. de l'huile de foie de morue, et une solution arsenicale.

État actuel (6 mai 1888). — Le nez est complètement détruit à sa partie antéro-inférieure, qui est réduite à un moignon arrondi, percé d'un orifice très petit divisé en deux par un vestige de la cloison. De cet orifice, part une ulcé.ation triangulaire, à base inférieure, se dirigeant obliquement de dedans en dehors, vers la partie gauche de la lèvre supérieure, venant rejoindre le bord libre et la commissure de cette lèvre. Le fond de cette ulcération est élevé, jaunâtre, présentant de très petits bourgeonnements rougeâtres. Les bords sont durs, scléreux, cicatriciels.

La lèvre supérieure est fortement échancrée en arc de cercle à sa partie moyenne ; elle adhère, en ce point, aux gencives supérieures et est ulcérée sur son bord libre. Les autres parties de cette même lèvre présentent des brides cicatricielles. La lèvre inférieure, le menton, le cou sont absolument indemnes.

A la partie externe des yeux, cicatrices blanches ; sur les pommettes et sur le nez, cicatrice rouge livide clair. La peau est adhérente au squelette du nez, qui est intact, au moins superficiellement. Les cornets sont détruits en partie. (Coryza chronique et ozène.) Ce qui reste des joues, sauf les pommettes, est intact ; l'oreille droite ne présente pas, non plus, de lésions, mais à la partie inférieure de l'oreille gauche, on constate des cicatrices lupiques, blanches, déprimées.

En examinant la cavité buccale, on remarque que les gencives supérieures sont parsemées de petits bourgeons rougeâtres. (Les incisives qui étaient saillantes ont été arrachées pour faciliter le traitement.) La langue est intacte ; à la voûte palatine, nombreux tubercules lupiques qui existent aussi sur le voile du palais et la luette. Pas de perforation de ces parties. Sur le pharynx, on remarque, à la paroi postérieure, quelques nodules isolés et rares, et quelques cicatrices allongées.

La malade présente des troubles phonateurs très marqués. La voix est absolument éteinte ; l'aphonie est complète. De plus, on observe de la dyspnée et du cornage.

Examen laryngoscopique. — L'épiglotte est épaissie, tuméfiée, hypertrophiée, dure au contact des instruments, surplombant l'ouverture du larynx, masquant par conséquent les parties sous-jacentes et rendant difficile l'examen de l'intérieur de l'organe. De plus, toute la partie droite de cet opercule est ulcérée.

En faisant incliner la tête de la malade en arrière, on peut apercevoir les cordes vocales : Les cordes supérieures sont très tuméfiées, et masquent en partie les cordes inférieures, qui sont elles-mêmes peu mobiles, peu éloignées l'une de l'autre quoique ne se rapprochant pas complètement. Les unes et les autres sont exulcérées. La commissure postérieure est très tuméfiée. Comme conséquence, il existe une sténose glottique très prononcée qui explique la difficulté de respirer et le cornage que présente la malade. La muqueuse du larynx, quoique très gonflée, est baignée par une sécrétion muco-purulente très peu abondante. Nous devons ajouter que les lésions laryngées et bucco-pharyngiennes sont absolument indolentes.

Notons encore une salivation continuelle, la présence d'un engorgement ganglionnaire peu marqué dans la région cervicale.

Mⁿᵉ L. ne tousse pas, est bien portante, son appétit est conservé, elle n'a jamais eu d'hémoptysies, et on ne trouve dans l'auscultation des poumons aucun signe physique de tuberculose de ces organes. Cependant la malade présente de temps en temps, dans son expectoration, qui est assez abondante, des stries sanguinolentes, qui, vraisemblablement, sont produites par les ulcérations du larynx.

Mai 1888. Les troubles laryngiens sont plus accusés. La dyspnée a augmenté ; la malade présente par moment des accès de suffocation, du cornage, et, inquiète de ces phénomènes, elle se rend à la consultation laryngoscopique de l'hôpital Lariboisière, où on lui fait des applications locales d'acide lactique.

Après un certain nombre de pansements ainsi faits, un mieux se produit.

Quand nous revoyons Mme L....., le 5 juin nous sommes agréablement surpris de constater que le cornage a disparu, et que la respiration s'effectue plus librement. (L'aphonie est toujours complète.)

À l'examen laryngoscopique, nous constatons que l'épiglotte est beaucoup moins gonflée, et ne cache plus aussi complètement l'intérieur de la cavité laryngienne. Les cordes vocales vraies et fausses, et les aryténoïdes sont encore notablement tuméfiés.

N. B. — Notre maitre, M. le Dr Gouguenheim, a bien voulu enlever à la malade un morceau de muqueuse de l'épiglotte. Ce fragment a été examiné au microscope, par notre excellent ami M. Chartier, interne des hôpitaux, qui n'a pu, étant donné les petites dimensions de la pièce, y trouver d'éléments caractéristiques.

OBSERVATION II (PERSONNELLE)

Lupus tuberculeux de la face, du nez, de la voûte palatine et du larynx.

Lec....., Augustine, 26 ans, sans profession, salle Alibert, n° 69 (service de M. le Dr E. Vidal).

Antécédents héréditaires. — La malade a perdu sa mère, alors qu'elle n'avait elle-même que trois ans, et ne peut dire à quelle affection elle a succombé. Père bien portant.

Ni frères, ni sœurs. Pas de tuberculeux ni de lupiques dans sa famille.

Antécédents personnels. — Dans l'enfance : beaucoup de gourmes ; blépharite ciliaire strumeuse des deux yeux ; adénite cervicale ; on lui a fait prendre quantité d'huile de foie de morue.

A l'âge de onze ans, coryza qui a duré longtemps, qui a cessé, et s'est reproduit souvent depuis. A la suite, les fosses nasales étaient bouchées par des croûtes. Peu après, sont survenus des tubercules lupiques, qui, d'abord localisés dans l'intérieur de la cavité nasale, ont gagné peu à peu l'extérieur. Le bout du nez, les sillons naso-géniaux, les joues, le nez entier se sont peu à peu recouverts de placards plus ou moins confluents de lupus tuberculeux.

La malade avait malgré cela une bonne santé. Pas de syphilis.

État actuel (17 mai 1888). — Vaste placard de lupus tuberculeux en pleine activité, occupant la presque totalité des joues, le nez, les lèvres.

Le nez est détruit en grande partie. Toute la portion cartilagineuse a disparu; il ne reste plus que la partie supérieure du squelette recouverte de lupus. La peau est adhérente et soudée à la partie antérieure, qui présente un simple orifice du diamètre d'une plume d'oie, orifice distant de quatre à quatre centimètres et demi du bord libre de la lèvre supérieure. Celle-ci est détruite à sa portion médiane, et relevée en haut, sur les côtés, par des cicatrices lupeuses, de sorte qu'elle présente, à sa partie médiane, une vaste encoche en arc de cercle laissant à découvert les dents incisives. Le bord libre de cette lèvre supérieure est ulcéré et tuméfié à gauche.

La lèvre inférieure présente à droite une tuméfaction très marquée. Son bord libre est rectiligne, non détruit, mais épaissi et ulcéré à sa partie médiane.

Au-dessus de l'arcade sourcilière droite, se trouve un placard de lupus, s'étendant aussi sur la paupière supérieure du même côté, et ayant la dimension d'une pièce de cinq francs en argent. Le reste du front est sain.

Tout le long de la joue gauche, en arrière et en dehors du lupus, se trouve une bande de peau saine ayant environ cinq centimètres de largeur dans toute son étendue. Même bande saine, mais un peu moins large (quatre centimètres environ) et symétrique à la précédente, sur la joue droite. Les paupières gauches, les oreilles, le menton et le cou ont été respectés dans leur entier. En palpant la région cervicale, on trouve quelques ganglions, qui roulent sous le doigt.

En faisant ouvrir la bouche à la malade, on constate que la coloration de la muqueuse bucco-pharyngée est normale. Un peu de rougeur, cependant, au niveau de la luette et du voile du palais.

La voûte palatine présente à la partie antérieure près des arcades dentaires une perforation datant de cinq ans, qui avait, au début, la dimension d'une pièce de cinquante centimes, mais qui est aujourd'hui en partie cicatrisée.

La malade n'a jamais présenté de troubles de la voix. Sa respiration s'effectue librement; on ne constate ni dyspnée ni cornage. Néanmoins, nous pratiquons l'*examen laryngoscopique* (car nous savons que souvent le lupus du larynx ne détermine pas de troubles phonateurs).

L'épiglotte tranche au milieu des parties ambiantes par sa coloration qui est non seulement pâle, mais encore absolument blanche, nacrée, cicatricielle. On dirait un morceau de cartilage dénudé et implanté en ce point. De plus elle est hypertrophiée, dure, un peu recroquevillée, déchiquetée sur son bord libre et surmontée, en un point de ce bord libre, d'un petit tubercule polypiforme également blanc.

Les aryténoïdes, les bandes ventriculaires, la commissure postérieure sont tuméfiés et pâles.

Les cordes vocales inférieures sont normales, soit comme aspect, soit comme mobilité. On n'y trouve pas trace d'ulcération (ce qui explique l'absence de troubles phonateurs chez la malade). Notons la présence d'un exsudat catarrhal peu abondant sur la muqueuse laryngienne; et un ptyalisme très prononcé qui gêne l'examen; enfin, une indolence absolue des lésions.

Mme L...... est une femme plantureuse, ayant toujours joui et jouissant encore d'une excellente santé. Elle déclare cependant avoir maigri et tousse parfois. Jamais d'hémoptysie. Expectoration peu abondante.

Aucun signe de tuberculose pulmonaire.

OBSERVATION III (PERSONNELLE).

*Lupus tuberculeux du nez, de la face, du larynx, du tronc
et des membres.*

Gal..., Marie-Louise, 23 ans, couturière (salle Lugol, n° 21,
service de M. le Dr Hallopeau).

Antécédents héréditaires. — Père bien portant. Mère morte
en couches. Un frère et trois sœurs en bonne santé. Pas de
tuberculeux ni de lupiques dans la famille.

Antécédents personnels. — La malade s'est toujours b... ..
portée. Elle n'a jamais eu dans son enfance de manifestations
strumeuses. Pas de gourmes. Pas d'adénopathies. Pas de taies
sur les cornées, ni de blépharites. Pas de syphilis.

Elle n'a eu ni fièvres éruptives, ni maladies infectieuses. Premières menstrues à 19 ans ; a toujours été mal réglée.

A l'âge de 14 ans, est survenue, sans cause appréciable, une
gomme dermique à l'angle gauche de la mâchoire inférieure.
Cette gomme, prise pour un abcès, a été ouverte au bistouri ;
la cicatrisation s'est faite très lentement, et il est resté un trajet
fistuleux, qui a suinté pendant longtemps, et n'est fermé que
depuis un an à peine.

En décembre 1879, éruption confluente de nodules lupiques,
causée, au dire de la malade, par le grand froid de l'année.
Ces tubercules ont envahi d'emblée presque toute la face (sauf
le front et le menton), se sont ulcérés, ont suppuré, et se sont
ensuite recouverts de croûtes gris jaune, stratifiées et épaisses. G... habitait alors la province, et n'a pas été traitée pour
cette affection, qui a fait des progrès, et gagné les fosses
nasales.

En 1886, la malade est venue à Paris, et est entrée au mois
d'août de cette même année, à l'hôpital St-Louis, salle Alibert,
n° 72, dans le service de M. le Dr Vidal. Elle a été cautérisée
pendant trois mois au galvano-cautère, et a pris en même temps
de l'huile de foie de morue. A la suite de ce traitement, est
survenue une amélioration notable.

Le 16 janvier 1887, G... a été atteinte d'un érysipèle de la face, qui a guéri au bout de quelques jours, mais qui s'est reproduit le 6 février, et a eu une durée plus longue. Les lésions lupeuses de la face ont été favorablement influencées par cette poussée érysipélateuse. A partir de ce moment, on a interrompu les cautérisations et on n'a donné simplement qu'un traitement interne, consistant en du sirop iodo-tannique et en une solution de bromure de potassium.

Au mois de mai 1887, M. le Dr Vidal a jugé à propos de faire de nouveau des cautérisations ignées, mais la malade n'a pas voulu s'y soumettre, et a été, pour ce fait, renvoyée du service, d'où elle est sortie le 3 mai. Elle s'est retirée, chez une de ses sœurs, dans le département d'Eure-et-Loir, à la campagne, où elle a séjourné un mois et demi environ. A ce moment, elle a été prise de phénomènes dyspnéiques et d'accès d'oppression. Elle n'a cependant pas attaché d'importance à ces accidents thoraciques, quand au mois de juin, s'est produite une hémoptysie abondante. Effrayée, G... est alors revenue à Paris, et a été admise de nouveau à l'hôpital St-Louis, salle Lugol, n° 26, service de M. le Dr Lailler. L'état de la face était à ce moment-là le même qu'au mois de mai, à la sortie du service de M. Vidal.

Traitement : dix gouttes de teinture d'iode à l'intérieur que notre lupique a prises pendant plusieurs mois. On n'a rien fait localement.

Au mois de janvier 1888, la malade a été prise d'une poussée de roséole généralisée, qui a été considérée comme de la rougeole ; elle a été envoyée à l'hôpital St-Antoine et y est restée jusqu'au 13 février, époque à laquelle elle a été admise pour la troisième fois à St-Louis, salle Lugol, n° 21, service de M. Hallopeau, qui a prescrit alors pour le lupus, de l'emplâtre rouge, et de la vaseline au sublimé. La maladie n'en a pas moins continué son cours.

Ajoutons que depuis un an, G.... présente des troubles phonateurs : raucité, voix cassée, éteinte par moments.

État actuel (30 mai 1888). — Les joues sont recouvertes de placards lupiques, présentant çà et là des croûtes gris jaunâtre, peu épaisses.

La joue gauche est entièrement envahie. Entre l'oreille et la joue droite, se trouve une partie de peau saine de 4 centimètres environ de largeur.

Le nez est déformé, aplati, élargi, dans sa partie inférieure, les narines et leurs orifices sont cependant conservés. Les paupières, les arcades sourcilières, la lèvre supérieure sont envahies par le processus lupeux. La lèvre inférieure et le menton sont respectés; mais dans la région sous-mentonnière existe une nappe lupique analogue. Sur le front, à la partie médiane, au-dessus du nez, se trouvent quelques nodules rares et discrets.

Derrière l'oreille droite, on remarque un petit placard peu étendu.

Membre supérieur gauche. — Sur la partie antéro-externe et moyenne du bras, zone de lupus ; au pli de flexion de l'avant-bras sur le bras, petit cercle lupeux de la dimension d'une pièce de cinquante centimes ; à la main, le médius présente sur sa face dorsale, une zone allongée, lisse sur certains points, croûteuse dans d'autres. De plus, le tendon fléchisseur de ce doigt est rétracté, en sorte que la deuxième phalange est coudée sur la première et ne peut se redresser. L'épaule gauche présente en arrière, au niveau de l'omoplate, et en avant, à la terminaison externe de la clavicule, des nodules de lupus peu abondants.

Membre supérieur droit. — A l'épaule, au niveau de l'angle de l'omoplate, trois petits placards, dont un est constitué par un seul tubercule lupique de la grosseur d'un pois. A la partie externe du coude, nappe croûteuse assez étendue. A la partie interne du poignet, trois ou quatre nodules agglomérés.

Au genou gauche, placard lupique de la dimension d'une pièce de cinq francs.

Toutes ces manifestations lupeuses présentent la coloration typique sucre d'orge par places, ou rouge livide sur d'autres points ; elles sont lisses à certains endroits, ailleurs recouvertes de croûtes gris jaunâtre, peu épaisses et lamelleuses.

Depuis un an, la malade accuse des troubles laryngés. La voix est cassée, rauque, éteinte; par moments l'aphonie est complète. De plus, elle respire très difficilement ; on constate de la dyspnée, une sorte de sifflement plus ou moins bruyant et même, de temps en temps, un véritable cornage.

Examen laryngoscopique. — Épiglotte hypertrophiée, tuméfiée, donnant au contact des instruments la sensation d'un œdème dur et résistant. Son bord libre est épaissi, légèrement mamelonné ; enfin cet opercule est pâle, anémié, non ulcéré.

Cordes vocales supérieures très tuméfiées, mûriformes, venant recouvrir les cordes inférieures dont on n'aperçoit que le bord libre. Celles-ci sont injectées, peu mobiles ; elles s'écartent mal et très peu (d'où sténose glottique incomplète, qui explique la dyspnée).

La région aryténoïdienne, la commissure postérieure sont très gonflées et pâles.

Pas d'ulcérations. Sécrétion laryngée peu abondante.

Ptyalisme. Indolence complète des altérations du larynx. La base de la langue est épaissie, mais on n'y trouve pas de lésions spéciales. Nous constatons en outre l'intégrité de la muqueuse buccale et du pharynx. Pas de perforation palatine.

État général. — La malade est irrégulièrement réglée, n'a pas d'appétit, digère mal. Elle déclare avoir maigri ; elle est essoufflée et tousse beaucoup.

Les signes stéthoscopiques révèlent seulement un peu de rudesse de la respiration qui est en même temps légèrement soufflante. L'expiration est prolongée.

Traitement. — A l'intérieur : Potion à l'extrait thébaïque ; solution arsenicale. On ne fait rien localement, pour le moment, mais on se propose de soumettre bientôt la malade aux cautérisations galvaniques.

OBSERVATION IV (PERSONNELLE)

*Lupus tuberculeux du nez, des joues, de la lèvre supé-
rieure, du çou, du larynx.*

Pel..., Adolphe, 21 ans, mécanicien, salle Bichat, n° 4, service de M. le Dr Quinquaud.

Antécédents héréditaires. — Mère alcoolique, morte il y a
cinq ans (probablement de tuberculose pulmonaire, d'après les
renseignements assez vagues que donne le malade à ce sujet).
Son père est mort l'an dernier d'une affection du rectum, dont
il ne peut préciser la nature. Il a un frère et une sœur qui se
portent bien. Il ne connaît dans sa famille personne qui ait
présenté d'affection analogue à la sienne.

Antécédents personnels. — Dans l'enfance, manifestations
scrofuleuses multiples : gourmes au visage et au cuir chevelu,
adénopathies cervicales, blépharites ciliaires strumeuses. On
ne constate chez lui aucune trace de syphilis, ni héréditaire
ni acquise. Sa dentition est régulière et normale.

Il n'a jamais été atteint de maladies infectieuses graves,
mais a toujours été d'une constitution très délicate, toussant
pour la moindre cause et très sujet aux bronchites. Il n'a
jamais eu beaucoup d'appétit.

En 1882, est survenu, au niveau de la pommette droite, un
petit lupus tuberculeux de la grandeur d'une pièce de cinquante centimes, auquel le malade n'a attaché qu'une importance tout à fait secondaire, mais, qu'en revanche, il n'a pas
négligé de gratter, si bien que le lupus s'est étendu à toute la
région malaire droite. Il a été traité alors dans le département de la Haute-Marne qu'il habitait, par un médecin, qui
lui a prescrit des applications d'huile de cade sur les parties
malades, ce qui n'a pas empêché le lupus de gagner du terrain.
Vers la fin de 1883, en effet, la surface extérieure du nez, les
narines, les fosses nasales, la lèvre supérieure étaient envahies, et la pommette gauche commençait à se prendre. Le trai-

tement externe par l'huile de cade fut continué et le malade prit à l'intérieur du sirop d'iodure de fer. En 1884, survint à la partie antéro-supérieure du cou, sur la ligne médiane, immédiatement au-dessous du menton, un vaste placard de lupus; en même temps une gomme dermique se développait à la partie supérieure et interne de l'omoplate droite. P... vint alors à Paris où il se fit encore pendant quelque temps des applications d'huile de cade, « qui ont simplement produit chez lui, dit-il, un effet irritant, sans amener aucune amélioration ». En présence des progrès du mal, P... se décida au mois de juillet 1887, à entrer à l'hôpital St-Louis, dans le service de M. le D\u1d63 Quinquaud. Le traitement institué fut le suivant : à l'intérieur, huile de foie de morue et quinquina; (on dut bientôt remplacer le premier de ces médicaments, que le malade ne pouvait absorber, par du sirop d'iodure de fer) ; à l'extérieur et localement : cautérisations linéaires et ponctuées avec le galvano-cautère.

État actuel (mai 1888). — A première vue, ce qui frappe, c'est la pâleur cachectique du malade.

Dans les régions malaires, droite et gauche, cicatrices lupiques blanches, légèrement déprimées, de la dimension d'une pièce de cinq francs en argent.

Cicatrices de même nature et ayant les mêmes caractères sur la surface extérieure du nez et sur la lèvre supérieure. La partie antérieure et supérieure du nez est détruite; la pointe de cet organe a disparu; les narines sont encochées, mais ont conservé leur position.

Les orifices nasaux sont libres et ne présentent pas de brides cicatricielles, leur volume est normal, mais on y voit des croûtes rouges, sèches, épaisses qui encombrent également la cavité des fosses nasales. La cloison est perforée. Le nez a conservé sa forme normale. Pas d'ozène.

A la partie supérieure du cou, vaste placard de lupus, rouge clair sur certains points, lie de vin sur d'autres. Dans le port normal de la tête, ce placard lupique limité en avant par le bord inférieur du maxillaire inférieur, s'étendant en suivant la forme de ce bord, de l'angle droit à l'angle gauche de la mâchoire, mesurant environ six centimètres dans le sens antéro-postérieur ; ce placard lupique, disons-nous, prend, quand le malade incline la tête en arrière, une forme ovalaire, à contour festonné, à grosse extrémité tournée à droite et à grand diamètre transversal. A la partie gauche de cette nappe lupeuse, vers sa terminaison, on voit des croûtes grisâtres, superposées et stratifiées dans une étendue d'un centimètre carré.

De chaque côte du cou, grosses adénopathies formant un relief très appréc'able même de loin, et ressemblant à un énorme bourrelet moniliforme, situé au-dessus du muscle sterno-mastoïdien, qu'il longe et dont il suit la direction. En arrière de cette saillie, on trouve quelques petits ganglions engorgés.

Les ganglions inguinaux sont très développés, surtout à droite.

Depuis deux mois, le malade a été pris de troubles phonateurs ; sa voix est rauque, et par moments presque éteinte.

Examen laryngoscopique. — Nous pratiquons l'examen laryngoscopique le 18 mai 1888. Nous notons l'intégrité et la coloration normale de la muqueuse bucco-pharyngienne, de la voûte et du voile du palais.

L'épiglotte un peu injectée paraît à peu près indemne. Mais nous observons un gonflement très marqué des bandes ventriculaires et surtout de la région aryténoïdienne.

La commissure postérieure, très tuméfiée, présente, à sa partie médiane, une petite ulcération superficielle, grisâtre, atone.

Les cordes vocales inférieures sont rouges, fortement injectées, dépolies, exulcérées. Toutes ces parties sont baignées par une petite quantité de liquide muco-purulent. En somme nous constatons un lupus du larynx, dont il est impossible de préciser le début, mais qui est certainement à une période peu avancée de son évolution. Nous observons comme sur les malades précédents, un peu d'hypersécrétion salivaire.

Depuis quinze jours, le malade se plaint de surdité du côté de l'oreille droite (ce qui est dû probablement à une lésion lupeuse du tympan ou de la trompe d'Eustache. Nous n'avons pu pratiquer l'examen otoscopique).

État général. — Le malade est profondément débilité; il présente une décoloration générale de tout le tégument externe. Sur les bras, les jambes, les cuisses, l'abdomen, on trouve un certain nombre de placards d'eczéma superficiel, d'une coloration gris sale, indice de cachexie (eczéma cachectique). De plus, il a les ongles incurvés (ongles hippocratiques), est très amaigri, digère mal ce qu'il mange, est atteint par moments de diarrhée plus ou moins profuse. Il tousse continuellement, crache; on ne trouve pas dans les produits de son expectoration de stries sanglantes. Il déclare cependant avoir eu plusieurs hémoptysies légères.

Il présente, du reste, des signes physiques de tuberculose pulmonaire avancée. La percussion révèle dans les deux sommets, en avant et en arrière, une zone de matité assez étendue; à gauche, surtout dans la partie antérieure, on perçoit au-dessous de la clavicule, un bruit de pot fêlé caractéristique. L'auscultation fait constater des craquements humides en avant et en arrière du côté droit. A gauche, bruits cavitaires entremêlés de gargouillements, plus étendus dans la partie antérieure.

Enfin, le long de la colonne vertébrale, on perçoit par places à la percussion une certaine matité, et à ce niveau l'auscultation révèle un souffle; ces signes peuvent faire penser à l'existence d'adénopathie trachéo-bronchique.

Traitement. — Julep diacode. Sp de Tolu. Potion à l'extrait de quinquina. Sirop d'iodure de fer.

Les cautérisations galvaniques ont dû être interrompues, à cause de l'état de faiblesse du sujet.

OBSERVATION V

Lupus ulcéro-croûteux de la commissure labiale gauche, de la lèvre supérieure, de la voûte et du voile du palais, du pharynx et du larynx.

Sarr.... Elisa, 23 ans, bonne d'enfants, salle Henri IV, n° 43, service de M. le Dr Quinquaud.

Antécédents héréditaires. — Mère morte à l'âge de 28 ans, de tuberculose pulmonaire. Père vit encore. Elle a neuf frères ou sœurs, tous bien portants; un seul a des gourmes dans la tête.

Antécédents personnels. — Manifestations strumeuses dans l'enfance : gourmes de la face et du cuir chevelu, qui se sont reproduites jusqu'à l'âge de douze ans. Adénopathies cervicales qui n'ont jamais suppuré.

Réglée pour la première fois à 17 ans; depuis, menstrues normales et abondantes.

Dentition régulière; pas de syphilis.

L'affection actuelle a débuté il y a sept ou huit ans, par une enflure à la partie antérieure du palais. Rougeur et indolence de cette tuméfaction.

Il y a trois ans, est survenue, à la partie moyenne de la lèvre supérieure, une gerçure accompagnée de gonflement assez considérable de la lèvre, gerçure qui s'est étendue, a gagné les gencives et la voûte palatine. La malade est entrée alors à l'hôpital St-Louis (1886) dans le service de M. le Dr Lailler, qui a ignipuncturé les points malades. Elle est restée neuf mois dans la salle Lugol et en est sortie presque complètement guérie.

Depuis, elle n'a plus suivi aucun traitement, son affection a cependant fait des progrès et elle entre de nouveau à St-Louis, salle Henri IV, n° 43, service de M. Quinquaud, le 8 mars 1888.

État actuel. — A ce moment, on constate une tuméfaction assez considérable de la lèvre supérieure, principalement du côté gauche, où cette tuméfaction est étendue aux parties voisines de la joue. A ce niveau, la peau présente une coloration rouge violacée et est recouverte de squames abondantes. On y remarque un certain nombre de points cicatriciels en rapport avec les ignipunctures pratiquées dans cette région. Dans ces points-là, il y a eu autrefois une ulcération.

Au niveau de la commissure de la portion muqueuse de la lèvre, on trouve un aspect analogue à celui qu'onr encontre sur le palais, c'est-à-dire, un aspect fongueux, bourgeonnant avec revêtement pultacé par places. En d'autres endroits, existent des ulcérations plus profondes.

Cette apparence est très atténuée sur les gencives des incisives supérieures, qui sont congestionnées et très superficiellement exulcérées. Au contraire, sur le quart antérieur du voile du palais les phénomènes sont plus marqués. Il y a une ulcération irrégulière, atone, bourgeonnante, présentant trois dépressions : La plus marquée existe au centre ; elle a une direction antéro-postérieure, et pourrait contenir un haricot. Les deux autres, latérales, sont d'un volume moitié moindre. Les fongosités sont beaucoup plus accentuées du côté droit que du côté gauche. Toutes ces parties sont indolores et saignent facilement.

D'après la déclaration de la malade, au niveau de la peau, l'affection a toujours procédé par formation de croûtes tandis que sur la muqueuse, elle affectait une forme bourgeonnante.

On ne trouve rien d'anormal au cœur et aux poumons.

Nous voyons nous-même la malade le 18 mai 1888 ; nous constatons, en ce moment, un lupus tuberculo-croûteux de la commissure gauche des lèvres et des ulcérations sur le bord libre des lèvres dont les caractères ont été donnés ci-dessus.

Examen de la cavité bucco-pharyngienne. — Ulcérations des gencives surtout à la partie moyenne au-dessus des incisives supérieures. A la voûte palatine, au voile du palais, à la paroi postérieure du pharynx, existent des cicatrices blanches, tendineuses, rétractiles, scléreuses, vestiges d'ulcérations

lupiques anciennes. A la voûte palatine, près des arcades dentaires, perte de substance profonde, n'allant pas cependant jusqu'à la perforation et cicatrisée. La luette est complètement
enlevée.

Rien de particulier du côté des fosses nasales.

Pas de troubles de la phonation. La voix est claire, normale.
Nous pratiquons, néanmoins, l'examen laryngoscopique et constatons tous les signes physiques d'un lupus laryngé, probablement assez ancien.

Examen laryngoscopique. Épiglotte très pâle, hypertrophiée,
dure, frangée et exulcérée sur son bord libre, présentant par
places, des cicatrices blanches résultant d'ulcérations lupeuses
anciennes actuellement guéries.

Les aryténoïdes, la commissure postérieure sont pâles, tuméfiés, indurés.

Gonflement des fausses cordes.

Cordes vocales inférieures indemmes; leur coloration est
nacrée comme à l'état normal; leur mobilité est intacte, elles
s'écartent et se rapprochent bien (ce qui explique l'absence
complète de troubles vocaux et respiratoires).

Indolence absolue de ces lésions laryngées. Engorgement
ganglionnaire très peu marqué.

OBSERVATION VI (PERSONNELLE)

Lupus tuberculeux du nez, des gencives supérieures
et du larynx.

Léo....., Marie, 20 ans, couturière, salle Alibert, n° 8, service
de M. le Dr E. Vidal.

Antécédents héréditaires. — Rien à noter du côté des parents. Une sœur morte dans l'enfance de diphthérie. Une autre
sœur ayant succombé à une affection probablement tuberculeuse, à l'âge de 4 ou 5 ans.

Antécédents personnels. — Manifestations strumeuses dans
l'enfance.

Conjonctivites, blépharites, taies sur les cornées existant encore.

Beaucoup de gourmes à la face et au cuir chevelu.

Adénopathies cervicale et sous-maxillaire ; plusieurs ganglions ont suppuré et laissé des cicatrices.

Gommes dermiques suppurées sur la joue droite et sur la cuisse gauche.

Réglée pour la première fois à 16 ans et demi. L'écoulement menstruel a été abondant; il n'a pas reparu les mois suivants, et ce n'est qu'à 17 ans, c'est-à-dire six mois après, que les règles se sont établies régulières et normales.

La première manifestation de la maladie remonte à l'âge de 15 ans. A cette époque, est survenu à la narine gauche un bouton qui a été pansé avec une pommade au précipité blanc, prescrite par un médecin d'Aubusson. Ce bouton s'est agrandi, a gagné l'intérieur du nez, la cloison, et s'est étendu profondément du côté des fosses nasales.

L.... est venue alors à Paris pour se faire soigner, et est entrée e. '385 à l'hôpital St-Louis, salle Alibert, n° 3, chez M. le Dr Vidal. Elle a été traitée par les scarifications, puis par la cautérisation ignée, pendant deux ans qu'elle a passés dans le service. Les lésions étant alors très améliorées, la malade est retournée le 3 septembre 1887, dans la Creuse, son pays natal, où elle a passé cinq mois, sans se soumettre à aucun traitement.

La maladie a fait des progrès, et L.... est revenue à St-Louis où elle a été admise, salle Alibert, n° 8, et soumise à nouveau aux cautérisations.

État actuel (17 mai 1888). — Lupus tuberculo-ulcéreux du nez en grande partie cicatrisé. Le nez est déformé, terminé à sa partie antéro-inférieure, par un moignon arrondi cicatriciel, luisant, rouge clair, au-dessous duquel se trouve un tout petit orifice, permettant à peine l'introduction d'un stylet. Cet orifice est ulcéré, divisé en deux, par un vestige de la cloison. Celle-ci est complètement détruite à sa partie inférieure. Les ailes du nez sont réduites à deux petits mamelons, situés au-dessous et de chaque côté de l'orifice ulcéré que nous avons décrit. Le squelette du nez est conservé superficiellement. Il est impossible, vu l'atrésie des orifices narinaires, d'examiner les fosses nasales, mais selon toute probabilité, les cornets doivent être altérés, car la malade mouche beaucoup, et exhale l'odeur caractéristique de l'ozène.

Cicatrice lupique à la partie médiane de la lèvre supérieure, ne descendant pas jusque sur le bord libre de celle-ci.

Les gencives supérieures sont mamelonnées, rouges. La cavité bucco-pharyngienne est indemne; la muqueuse présente sa coloration normale. Rien du côté du voile du palais et du pharynx.

La malade n'a jamais eu de troubles vocaux ; néanmoins sa voix est nasonnée et traînante, mais cela est dû aux lésions des fosses nasales, et non à celles du larynx.

Examen laryngoscopique. — On trouve l'épiglotte, rouge, tuméfiée, dure au contact des instruments, exulcérée et découpée sur son bord libre.

Les bandes ventriculaires sont légèrement gonflées ; les aryténoïdes et la commissure postérieure présentent des traces de tuméfaction.

Les cordes vocales inférieures sont normales, comme coloration et mobilité.

Expectoration nulle. Indolence absolue des lésions laryngées.

L'état général est bon. La malade présente une coloration fraîche et rosée des joues ; ses tissus sont assez fermes, mais sa peau est blanche, et on trouve sur les deux cornées, des taies laiteuses, surtout prononcées à gauche. L... déclare qu'elle voit à peine de cet œil. De plus, on constate quelques ganglions cervicaux et sous-maxillaires roulant sous le doigt, mais peu engorgés. L'appétit est conservé, mais la malade se plaint de tousser par moments, et accuse des troubles respiratoires. Elle n'a jamais eu d'hémoptysies, et à l'auscultation de ses poumons, on constate seulement, du côté droit, un peu de rudesse de la respiration.

OBSERVATION VII

(Personnelle, sauf pour la partie dermatologique qui nous a été communiquée par notre ami M. THIBAUT, interne du service.)

Lupus tuberculo-croûteux de la main droite, principalement de l'annulaire. — Gommes tuberculeuses de la main et de l'avant-bras. — Lupus du larynx, avec intégrité de la bouche, du pharynx et du nez.

Sab....., Pierre, 40 ans, garçon de vaisselle. Entré le 1er mai 1888, salle Cazenave, n° 69, service de M. le Dr Ernest Besnier.

Antécédents héréditaires. — Père mort à 48 ans. Sa mère, bien portante, a 69 ans ; elle a eu onze enfants, dont trois sont morts presque à la naissance ; un a succombé à l'âge de 31 ans, à une affection pulmonaire aiguë ; une de ses sœurs est morte à 30 ans, d'une affection pulmonaire chronique.

Antécédents personnels. — Le malade ne se rappelle pas avoir eu de traces de scrofule dans l'enfance. Pas de maladie longue ou grave. Pas de syphilis.

Migraines dans l'adolescence, avec vomissements.

Soldat pendant la guerre de 1870 ; blessé à la hanche par une balle ; n'a pas eu d'accidents consécutifs.

Il s'est marié en 1873, à 25 ans. Il a eu trois enfants qui sont morts, deux après leur naissance, l'autre de la diphthérie. Sa femme tousse un peu.

Venu à Paris à l'âge de 29 ans, il a été garçon marchand de vin d'abord, puis garçon de vaisselle. Il ne se rappelle pas avoir eu de piqûre ni de traumatisme d'aucune sorte à la main prise.

Sa maladie a débuté il y a quatre ans, à la face dorsale de la phalangine de l'annulaire droit, par un état rugueux, bientôt devenu un peu croûteux. Il y a fait des applications de teinture d'iode qui n'ont amené aucun changement ; l'affection est restéo stationnaire pendant trois ans. Dans le cours de cet hiver, apparition de nouveaux phénomènes, consistant en gommes siégeant sur divers points : 1° aux faces palmaire et dorsale de la phalange de l'annulaire ; 2° à la face dorsale de la main et du poignet ; 3° à la partie postéro-interne de l'avant-bras. Toutes ces gommes, sauf la dernière, se sont ouvertes, donnant issue à une quantité variable de pus.

Depuis longtemps, le malade tousse, mais il ne peut dire si l'affection pulmonaire a débuté avant ou après le lupus du doigt. Cet hiver, son état général s'est aggravé. Il a eu de la dyspnée, des sueurs nocturnes, a craché abondamment, mais n'a jamais eu d'hémoptysie. En même temps, les troubles vocaux, qu'il présentait depuis quatre ans, se sont accentués.

Néanmoins, il a pu continuer son travail pendant longtemps, et ne l'a cessé qu'une semaine avant son entrée à l'hôpital Saint-Louis (1er mai 1888).

État actuel. — On constate alors que l'annulaire de la main droite est augmenté de volume dans sa totalité. La face dorsale des deux dernières phalanges présente un état rugueux, une coloration rouge un peu foncée, des squames épaisses, adhérentes, gris jaunâtre. La peau est épaissie, les sillons sont plus profonds ; l'ongle est entouré d'un sillon profond. Ces lésions sont indolentes.

La face dorsale de la première phalange présente un empâtement et un épaississement de la peau qui est violacée, rouge livide, recouverte de squames très fines ; sur cette face et au milieu, se trouve un petit pertuis traversé par un poil et qui donne issue à la pression à un peu de sérosité.

La face palmaire de cette phalange présente une coloration normale ; mais la peau est épaissie et au centre se trouve un petit pertuis qui donne issue à du pus.

Main. — Face dorsale. Au niveau du quatrième métacarpien, plaque rouge livide, violacée, lisse, se rejoignant à celle du doigt correspondant, s'étendant dans le sens transversal sur les 3e et 5e métacarpiens. La peau est infiltrée, gonflée et présente un petit pertuis d'où l'on voit sourdre à la pression une gouttelette de liquide.

Mêmes lésions, mais plus limitées, à la partie moyenne de la face dorsale du poignet.

A la face interne du cubitus, à quatre travers de doigt au-dessus de l'articulation, gomme tuberculeuse de la grosseur d'une noix, fluctuante. La peau qui la recouvre est amincie et rosée. A la partie supéro-interne de cet os, une autre gomme du volume d'une noisette, dure. Au niveau de la face externe du radius, à quatre travers de doigt au-dessous de l'épicondyle, autre tuméfaction gommeuse.

Enfin, à la face interne du bras droit, à cinq travers de doigt environ, au-dessus de l'épitrochlée, se trouvent cinq gommes échelonnées en chapelet. Les deux inférieures, mobiles sur les parties profondes, forment un relief appréciable à la vue. Les trois supérieures, mobiles aussi, sont moins visibles.

Rien à noter dans l'aisselle. Les autres parties du tégument externe sont dans un état d'intégrité absolue. Le malade tousse, a maigri, n'a pas d'appétit ; il digère bien, mais est souvent constipé. Son teint est mat et plombé. Sa dentition normale.

Aux poumons, on constate des signes de tuberculose pulmonaire avancée, signes cavitaires plus marqués à droite qu'à gauche.

Urination normale. Pas d'albuminurie. Rien à noter au cœur, ni du côté des articulations.

Le malade présente des troubles vocaux depuis quatre ans et des phénomènes dyspnéiques. Nous pratiquons nous-même l'examen *laryngoscopique* qui nous révèle un lupus laryngé. Voici du reste le résultat de l'examen que nous avons fait le 8 mai 1888.

Les fosses nasales sont dans un état d'intégrité absolue.

La cavité buccale est normale ; sa coloration est rosée, et nous ne notons ni perforation de la voûte palatine, ni altérations d'aucune sorte du côté de la langue et du voile du palais. Le pharynx ne présente aucune trace soit récente soit ancienne (cicatrices) de lupus.

L'épiglotte est tuméfiée, indurée, exulcérée sur son bord libre, procidente et masquant incomplètement la glotte.

Gonflement des aryténoïdes, commissure postérieure tuméfiée, recouverte de petites saillies bourgeonnantes.

Les fausses cordes sont augmentées de volume, boursouflées, végétantes ; elles proéminent sur les cordes vocales inférieures, qu'elles cachent en partie. Celles-ci sont rouges injectées, peu mobiles ; il y a de la sténose glottique incomplète qui explique la dyspnée que présente parfois le malade. Les cartilages aryténoïdes ne sont pas sur le même plan.

Ces lésions laryngées ne déterminent aucune douleur. Sur divers points, notamment au niveau des parties exulcérées de l'épiglotte, on peut apercevoir quelques gouttelettes de muco-pus.

Enfin le malade salive plus qu'à l'état normal.

En somme, lupus larynge, datant déjà d'un certain temps.

Traitement. — Huile de foie de morue, vin de quinquina, deux pilules d'iodoforme à 0 gr.10 centigr.

OBSERVATION VIII (PERSONNELLE)

Lupus tuberculo-ulcéreux perforant du nez, de la lèvre
supérieure, de la voûte et du voile du palais, du pharynx
et du larynx.

Mlle Rous...., Annette, 22 ans, domestique, entrée le 9 déc. 1887, salle Gibert, n° 28, service de M. le Dr Ernest Besnier.

Antécédents héréditaires. — Père âgé de 50 ans, tousse depuis quelques temps. Mère bien portante. Une sœur a succombé à l'âge de 3 ans à une affection que la malade ne peut indiquer. Elle a deux frères et quatre sœurs qui jouissent d'une bonne santé. Elle est la seconde enfant sur huit. Une de ses tantes (sœur de son père) est morte de tuberculose pulmonaire.

Antécédents personnels. — Pas de gourmes, ni d'adénopathies dans son enfance, mais un peu de blépharite ciliaire dans son jeune âge. Pas de fièvres éruptives. Pas de dothiénentérie. La malade était occupée à garder les vaches dans son pays natal, la Creuse, vivait au grand air et jouissait d'une bonne santé. Pas de syphilis.

A l'âge de 13 ans, apparaissent à la lèvre supérieure quelques tubercules lupiques qui gagnent le nez et les gencives. Elle fut traitée alors par l'huile de foie de morue à l'intérieur et en absorba, pendant longtemps, une grande quantité. On ne fit rien localement.

A 16 ans première apparition des règles qui ont toujours été régulières depuis cette époque.

Cependant, le lupus du nez et de la lèvre supérieure fit peu à peu des progrès ; il s'étendit en 1833 à la voûte palatine et détermina une perforation, ayant les dimensions d'une pièce de un franc, dimensions qui n'ont pas diminué même à l'heure actuelle.

(Ennuyée des ravages que faisait son affection, la malade vint alors à Paris, et entra à l'hôpital Saint-Louis, dans le service de M. le Prof. A. Fournier. Elle n'y séjourna que peu de temps, et revint bientôt après au même hôpital, dans le service de notre maître, M. Ernest Besnier, salle Gibert, n° 25. Elle y resta deux ans et fut soumise d'abord à un traitement par l'iodure de potassium ; quelques jours après, on remplaça ce médicament par la solution arsenicale. Localement on pratiqua des cautérisations sur son lupus avec le thermo-cautère.

Au mois de septembre 1885, la malade sortit du service et retourna dans son pays ; ses lésions quoique améliorées, étaient très incomplètement guéries. Mlle R... ne s'inquiéta plus alors de son affection, ne fit plus aucun traitement, ni local ni général, et reprit sa vie au grand air.

L'affection empira, et la malade revint à Paris au mois de décembre 1887, et fut admise à nouveau dans le service de M. E. Besnier, salle Gibert, n° 28.

État actuel. — La lèvre supérieure, ulcérée dans toute son étendue, présente, à sa partie moyenne, une forte encoche en arc de cercle et laisse voir en ce point les dents et les gencives, auxquelles elle est adhérente. Cette ulcération de la lèvre est rouge livide, bourgeonnante ; quant aux gencives,

M　　　　　　　　　　　　　　　　9

elles sont fongueuses, mamelonnées, hérissées de nodules lupiques, dont certains sont petits, tandis que quelques-uns ont le volume d'un demi-pois.

Le nez est complètement détruit dans sa partie inférieure ; aplati, déformé dans sa portion supérieure, où la peau est lisse et adhérente au squelette. Tout le segment cartilagineux nasal est détruit, et l'extrémité inférieure, arrondie en moignon, présente un orifice unique, atrésié, vestige des narines. Les ailes du nez n'existent plus, mais, de la place qu'elles occupent normalement, partent de chaque côté des trainées cicatricielles, rétractiles, qui se rendent aux commissures labiales et les relèvent. La lèvre inférieure, et toutes les autres parties de la face sont dans un état d'intégrité absolue.

La muqueuse buccale présente sa coloration normale. La langue un peu épaissie à sa base, ne parait pas atteinte par le processus.

A la partie médiane de la voûte palatine, se trouve une perforation de la grandeur d'une pièce de un franc, circulaire, régulière, taillée comme à l'emporte-pièce, dont le pourtour est limité par un bourrelet arrondi, légèrement mamelonné sur certains points.

La luette, les deux piliers antérieurs et le pilier postérieur gauche sont indemnes.

Le pilier postérieur droit présente à sa partie supérieure, une petite perforation ovalaire ; au devant de celle-ci, se trouve une petite bride fibreuse, qui vient s'attacher au voile palatin près de la luette.

A la paroi pharyngée postérieure, on observe des trainées blanchâtres cicatricielles, remontant assez haut jusqu'au rhino-pharynx L'atrésie de fosses nasales ne permet pas de se rendre un compte exact de l'état des cornets qui, selon toute probabilité, sont altérés, car la malade mouche beaucoup, et exhale une odeur assez fétide (ozène).

Mlle R..., a la voix nasonnée, trainante ; elle émet parfois des sons inintelligibles en *hon*, et il est assez difficile de la comprendre ; mais l'on doit attribuer ce nasonnement à la perforation palatine, et non à l'appareil phonateur. La malade n'a jamais présenté de lésions du côté de la glotte, et par conséquent, pas de troubles de la voix. Voici du reste le résultat de l'examen *laryngoscopique* que nous avons pratiqué nous-même, le 6 mai 1888.

L'épiglotte épaissie, est pâle et cicatricielle sur certains points. Presque tout son bord libre est détruit par une perte de substance assez étendue. Ce qui en reste est déchiqueté, crénelé, à la façon d'un château fort; cette disposition s'observe surtout à gauche.

La région aryténoïdienne, la commissure postérieure du larynx, sont pâles, tuméfiées, épaissies, non ulcérées.

Les cordes vocales inférieures ne présentent pas traces d'ulcérations ni de rougeur; elles sont normales, nacrées, se rapprochent, s'écartent bien (ce qui explique l'absence des troubles vocaux).

Les fausses cordes paraissent également indemnes.

La sécrétion de la muqueuse laryngée est à peu près nulle; mais nous devons signaler la présence d'une grande quantité de salive qui nous a fait interrompre à plusieurs reprises l'examen laryngoscopique. Ce ptyalisme existe d'une façon à peu près uniforme dans la journée ; il est cependant plus abondant, quand on introduit dans la cavité buccale soit un abaisse-langue, soit un miroir laryngien.

La sensibilité des parties du larynx atteintes est très obtuse; et toutes ces lésions sont absolument indolentes.

Signalons encore le reflux des aliments, surtout des liquides de la bouche dans le nez, et réciproquement, le déversement incessant des mucosités nasales dans la cavité buccale, à travers la perforation palatine. Cet échange de matières entre le nez et la bouche contribue à augmenter la fétidité de l'haleine, causée par l'ozène.

La malade accuse de la surdité des deux oreilles, principalement de la gauche, ce qui est dû, vraisemblablement, à l'extension lupique du côté des trompes d'Eustache. De plus, elle présente de la blépharite ciliaire, et des taies nuageuses et légères sur les cornées, surtout sur la cornée droite. On

constate, en outre, quelques ganglions sous-maxillaires peu
engorgés, mais qui roulent cependant sous le doigt. Pas
d'adénopathies cervicale ni occipitale. Pas de traces de lupus
sur d'autres points du corps.

L'état général est bon. L'appétit est conservé; la malade
présente des couleurs assez fraîches; elle n'a pas maigri. On ne
constate aux poumons aucun signe physique de tuberculose.
Rien au cœur.

Le traitement consiste dans des cautérisations linéaires et
ponctuées au galvano-cautère. Nous avons fait nous-même
des insufflations de poudre d'iodoforme dans l'intérieur du
larynx, qui paraissent donner de bons résultats.

OBSERVATION IX

Communiquée pour la partie dermatologique par notre maître M. le D^r
BESNIER, et pour la partie laryngoscopique par M. le Dr BARATOUX.

*Lupus tuberculo-gommeux du nez, datant de quatre années,
et ayant produit des destructions localisées. (Lupus vulgaire, exedens, forme rongeante.) Lupus du larynx.*

Champ..., Jeanne, 16 ans, lingère, entre le 25 janvier 1885,
salle Gibert, n° 26, service de M. le Dr E. Besnier.

Antécédents héréditaires. — Ses parents se portent bien.
Elle est fille unique. Sa mère n'a jamais eu d'autre enfant,
ni fait de fausse couche.

Antécédents personnels. — Nourrie par sa mère, elle a joui
d'une bonne santé jusqu'à onze ans. A cet âge, est survenu un
abcès sur le cou-de-pied droit, et de plus une extinction de voix,
que l'on a combattue au moyen de vésicatoires placés sur le
devant de la poitrine. Cette aphonie a disparu, mais la malade
a conservé un enrouement très marqué qui persiste encore.

Il y a quatre ans, elle a vu apparaître sur l'aile droite du nez,
un petit bouton, qui a été pansé avec une pommade dont la malade ne peut indiquer le nom, mais qui avait été prescrite par

un médecin. La lésion a néanmoins continué de progresser, s'est étendue sur toute l'aile droite du nez, a gagné ensuite la gauche ; le nez était alors rouge et très tuméfié.

La malade a été soumise à un traitement mixte par le mercure et l'iodure de potassium ; mais on a remplacé au bout de quelque temps ces médicaments par de l'huile de foie de morue, du vin de gentiane et par des applications locales de teinture d'iode d'abord, puis, d'acide chromique.

La maladie ne présentant pas d'amélioration, Ch... entre à St-Louis, dans le service de M. Besnier, salle Gibert, n° 26, le 25 janvier 1885.

On constate alors les particularités suivantes :

L'extrémité inférieure et les ailes du nez sont rouges, infiltrées, présentant des éléments isolés qui dépassent les limites de la rougeur. Au pourtour des narines, croûtes jaunes, épaisses, peu adhérentes, recouvrant des ulcérations.

La partie inférieure de l'aile gauche du nez est indemne.

L'aile droite est détruite dans ses deux tiers inférieurs ; on y remarque une ulcération, en pleine activité, recouverte de croûtes, qui s'étend aussi à la sous-cloison et à la partie correspondante de la lèvre supérieure.

Les bords de l'ulcération sont saillants, surélevés, taillés à pic. Ils semblent constitués par de petites saillies placées les unes à côté des autres et séparées par des sillons. Le fond est bourgeonnant, livide.

La rougeur du nez est d'une teinte vineuse, couleur hortensia. A la surface, on trouve des tubercules lupeux variant depuis les dimensions d'un grain de millet jusqu'à celles d'une lentille, d'une coloration jaune rougeâtre, que l'on aperçoit par transparence à travers une couche épidermique mince et brillante qui les recouvre.

La consistance de ces nodules est molle. Par la pression on n'y détermine aucune douleur.

Sur toute la surface du nez, on ne trouve aucune trace de cicatrice.

A la commissure labiale gauche, petite fissure excoriée. La lèvre inférieure est indemne. Sur la lèvre supérieure, près de son bord libre, on remarque un petit groupe de saillies ponctuées, ayant les dimensions d'une pointe d'épingle, paraissant être des orifices sébacés avec un petit comédon.

On n'observe pas de fissures au niveau des lobules des oreilles.

L'état général ne paraît pas mauvais, mais la malade présente des phénomènes asphyxiques des extrémités. Les mains et les pieds sont violacés, livides, refroidis. Elle a tous les hivers des engelures; enfin on constate de la xérodermie pilaire.

On note sur l'abdomen, les flancs, la région lombaire, des vésico-pustules croûteuses, que la malade attribue à l'iodure de potassium, et qui ne sont survenues, dit-elle, qu'après l'usage de ce médicament.

Rien sur les membres inférieurs.

On observe une implantation défectueuse des dents; les incisives supérieures sont larges, mais ne présentent pas la convergence et l'encoche caractéristiques des dents d'Hutchinson.

L'examen de la cavité bucco-pharyngienne et du larynx a été fait le 25 janvier par M. le Dr Baratoux, qui nous communique ce qui suit :

Pilier postérieur droit : deux points jaunâtres comme un grain de millet.

Sur le côté droit de la luette jusqu'à la pointe, ulcérations déchiquetées divisant ce bord droit jusqu'à un millimètre environ de profondeur (comme s'il y avait incisure), et dans une hauteur de deux millimètres.

Aux bords de l'ulcération, points jaunâtres qui ont la forme d'un V à pointe supérieure.

Épiglotte. Le bord est blanchâtre et présente à son milieu, comme une surface cicatricielle. On y perçoit, en outre, trois saillies coniques blanchâtres.

Les bandes ventriculaires sont tuméfiées et un peu plus rouges qu'à l'état normal. Des ventricules, semblent sortir des bourgeons rougeâtres, framboisés, venant recouvrir les cordes vocales inférieures dans les deux tiers externes.

Cordes vocales inférieures. On ne voit que leurs bords libres surtout à droite.

De la commissure postérieure, enfin, part un bourgeon charnu, lisse, saillant, venant s'intercaler entre les deux cordés.

Dans un nouvel examen laryngoscopique fait le 4 février suivant, M. le Dr Baratoux a constaté que les bandes ventriculaires sont un peu moins œdématiées ; il peut alors voir les cordes vocales inférieures, arrondies, rouges, ulcérées.

La malade a été soumise d'abord à un traitement par l'iodure de potassium, qui a été remplacé bientôt par du sirop d'iodure de fer et du vin de quinquina (7 février). En même temps, on lui a fait localement des cautérisations ignées avec le galvano-cautère, qui ont donné un excellent résultat.

OBSERVATION X

Communiquée par MM. BESNIER et BARATOUX.

Lupus érythémateux ayant débuté dans l'âge mûr, chez un homme sans antécédents de famille, mais dont la femme est morte de tuberculose. — Laryngopathie lupeuse. — Phymathose pulmonaire secondaire à marche subaiguë et rémittente.

Gir., Charles, 47 ans, entré le 25 janvier 1885, salle Cazenave n° 70, service de M. le Dr Besnier.

Antécédents héréditaires. — Père et mère vivent encore et se portent bien. Deux sœurs jouissent d'une bonne santé ; un frère mort de ramollissement cérébral.

Antécédents personnels. — Sa femme est morte, en 1870, de tuberculose pulmonaire, après sept ans de mariage. Il a deux enfants, l'un de 21, l'autre de 17 ans, qui, quoique n'étant pas très robustes, ne se portent cependant pas mal. Il y a trois ans, le malade a eu successivement deux fluxions de poitrine dans la même année. Depuis, il tousse, crache ; il n'a jamais eu d'hémoptysie et n'a pas maigri.

— 136 —

En 1882, est survenu chez lui, sans cause appréciable, un lupus érythémateux de la joue gauche, pour lequel, il a été traité, dans le service de M. le Prof. Fournier, au moyen de scarifications.

En 1884, il a fait un séjour de quatre mois et demi dans le service de M. Besnier, qui lui a fait des cautérisations avec l'électro-cautère. Il est sorti incomplètement guéri.

Il rentre de nouveau le 25 janvier 1885, salle Cazenave, et présente un placard de lupus érythémateux de la joue gauche étendu, qui a gagné l'œil du même côté.

Outre son affection cutanée, on constate une tuberculose pulmonaire arrivée au second degré des lésions (craquements humides).

L'examen *laryngoscopique* pratiqué par M. Baratoux donne les résultats suivants :

Pâleur et tuméfaction de la commissure postérieure.

Coloration rosée des cordes vocales dans toute leur étendue.

Immobilité absolue de la corde vocale gauche, en position de phonation.

Anémie de la voûte palatine.

OBSERVATION XI

Communiquée par notre maître M. E. BESNIER, et par M. le
Dr BARATOUX.

Lupus de la face et du larynx. Tuberculose pulmonaire.

Reilh...., Pierre, 23 ans, menuisier, entré le 25 janvier 1885, salle Cazenave, n° 71, service de M. le Dr E. Besnier.

Antécédents personnels. — Gourmes dans son enfance, blépharite à répétition.

A l'âge de 13 ans, il entre à St-Louis, dans le service de M. Lailler, pour un lupus dont le début remontait à l'enfance. Il sort incomplètement guéri, et est traité en 1877 chez M. Hillairet; en 1879, chez M. le prof. Fournier; en 1880, chez M. Besnier. Depuis lors, il a fait quatre séjours dans la salle

Cazenave, et a été traité par les scarifications linéaires, à plusieurs reprises.

L'œil droit présente une taie de la cornée.

Il a de l'enrouement, par moment de l'aphonie. Il a des lésions lupeuses du côté du voile du palais et du larynx. L'examen pratiqué par M. le Dr Baratoux donne les résultats suivants :

Anémie de la voûte palatine, présentant sur certains points un peu de capillarisation ; quelques vaisseaux dilatés.

Les bords du voile du palais sont rouges, et forment une espèce de bordure ou de bourrelet rougeâtre livide.

Corde vocale droite : à son tiers antérieur, ulcération de deux à trois millimètres de longueur, excavée, et vis-à-vis de cette ulcération, on voit sur la corde vocale gauche, dans un point symétrique, une autre ulcération végétante, bourgeonnante, venant former engrenage avec la précédente.

Les deux cordes vocales sont rouges.

Douleur, du côté droit, au larynx.

Dans le cours du traitement, est survenue, à la onzième année du lupus, une tuberculose pulmonaire manifeste.

Observation XII

Communiquée par notre maître M. E. Besnier et par M. le Dr Baratoux.

Hanr...., Auguste, 18 ans, jardinier, entré le 10 mars 1884, salle Cazenave, n° 63, service de M. le Dr E. Besnier.

Antécédents héréditaires. — Père âgé de 60 ans, tousse habituellement. Mère, 49 ans, bien portante. Trois frères morts en bas âge. Une sœur morte de coxalgie. Deux sœurs encore vivantes et bien portantes.

Antécédents personnels. — Impétigo généralisé, à l'âge de deux ans. Dentition normale ; l'apparence extérieure est chétive.

Au niveau du sternum, large cicatrice que le malade dit avoir succédé à un abcès survenu à l'âge de quatre ans.

Vers la même époque, a apparu l'affection de la joue gauche, qui, depuis six ans, offre les dimensions qu'elle présente aujourd'hui.

État actuel. — Le lupus de la joue possède une forme quadrilatère. Depuis le bord antérieur de l'oreille, elle s'étend en suivant l'apophyse zygomatique et en décrivant des sinuosités jusqu'au milieu de la joue. Elle s'arrête à deux travers de doigt en arrière de la commissure des lèvres.

A la partie inférieure, elle dépasse un peu le bord du maxillaire et va regagner le lobule de l'oreille.

C'est une surface d'un rouge vif, recouverte, à la partie inférieure, d'élevures, dures au toucher, et reposant sur la peau, qui est épaissie. Sur le reste de la surface, on constate des élevures moins dures et recouvertes de squames blanches. Sur le cou, cicatrice étoilée. Rien sur les gencives ni dans le nez.

Le malade a été enroué l'été précédent pendant trois semaines.

A *l'examen laryngoscopique,* on trouve un peu de tuméfaction de l'épiglotte. Les cordes vocales sont rouges, dans toute leur largeur, dans leur moitié antérieure. Dans le reste de leur étendue, tandis que le bord adhérant à la paroi laryngée est très rouge, le bord libre est au contraire blanc.

Le malade ne tousse pas; il ne présente rien au cœur; à l'auscultation on trouve la respiration un peu rude au sommet droit.

Traitement. — Cataplasmes pour faire tomber les croûtes d'abord, puis scarifications. Huile de foie de morue à l'intérieur.

OBSERVATION XIII

Due à l'obligeance de M. le D' LUC.

*Lupus des voies respiratoires supérieures, avec intégrité de
la peau.*

Pierre P..., 20 ans, cultivateur.

Aucun antécédent héréditaire à signaler. Nous ne relevons
dans ses *antécédents personnels* qu'une fièvre typhoïde à
sept ans. Pas de syphilis.

Le début de la maladie remonte à 6 ans ; à ce moment P....
éprouve un commencement de gêne respiratoire à la fois nasale et
laryngée. Cette gêne va en augmentant progressivement, et
aboutit en 1887 à un cornage considérable. Cette même année,
la voix commence à s'enrouer.

En septembre 1887, le malade est adressé par son médecin à
M. le D' Polaillon, qui l'admet dans son service à l'hôpital de la
Pitié, et nous prie de l'examiner. Voici ce que nous constatons.

Pas d'amaigrissement, teint plombé, le malade respire la bouche ouverte et fait entendre un cornage laryngé à distance.

Fosse nasale gauche. — Complètement oblitérée par des
saillies mamelonnées, irrégulières de la cloison, recouvertes
partiellement de croûtes et s'avançant jusqu'au contact de la
paroi externe. Après avoir enlevé les croûtes, on trouve une
surface éminemment irrégulière, granuleuse, à peine saignante,
non douloureuse à la pression, grisâtre, rougeâtre ou jaunâtre
par places, de consistance assez ferme. Les cornets sont refou-
lés, et, autant qu'on peut les voir, ne paraissent pas infiltrés.

Fosse nasale droite. — Présente également une infiltration
de la cloison semblable, mais l'air peut encore passer.

Pharynx. — Une plaque grisâtre saillante, ayant les dimensions d'une grosse lentille sur la paroi postérieure.

Par la rhinoscopie postérieure, on constate des élevures
semblables dans le pharynx nasal. La plaque pharyngée est

enlevée avec la curette pour être soumise à l'examen histologique.

Larynx. — L'épiglotte et les aryténoïdes sont absolument normaux. Les cordes vocales vraies sont rouges, légèrement bosselées. Dans leur écartement, on aperçoit de nombreuses éminences granuleuses, de coloration variant entre le rouge, le gris, le jaune, principalement implantées sur la paroi postérieure de la trachée. Ces surfaces ne sont recouvertes d'aucune sécrétion. Le malade n'éprouve aucune douleur et ne tousse pas.

L'examen du poumon ne révèle aucune zone de matité et l'auscultation ne laisse entendre que le bruit de cornage, dans le voisinage des pédicules.

Au bout de quelques semaines, P... est renvoyé dans son pays à la campagne avec recommandation de prendre chaque jour de l'huile de foie de morue, un gramme d'iodure de potassium et dix gouttes de teinture d'iode dans du lait.

Le malade, revu en avril 1888, présente une modification favorable de son état général et local. Il a repris des forces ; la respiration nasale est un peu plus libre ; la plaque enlevée au pharynx ne s'est pas reproduite. La sténose laryngo-trachéale s'est très notablement amendée. En revanche, il s'est produit sur les fausses cordes de nouvelles petites saillies granulées. Comme la première fois, ces surfaces se montrent à peu près sèches. Ces tissus sont assez résistants, car, nous ne pouvons parvenir à en détacher des fragments avec la curette d'Héryng.

La plaque enlevée au pharynx a été confiée à M. le Dr Toupet pour en faire l'examen histologique dans le laboratoire de M. le Prof. Cornil. Mais soit que ses dimensions aient été trop petites, soit qu'elle ait trop longtemps séjourné dans l'alcool absolu, notre collègue n'a pu y reconnaître d'éléments caractéristiques.

7 juin 1888. Le malade qui depuis la dernière visite n'a cessé de prendre de la teinture d'iode dans du lait, présente une amélioration continue. Aspect général bon ; voix presque pure ; pas de cornage appréciable.

Pharynx. — On constate un certain degré de sécheresse de la paroi postérieure, qui se montre, en outre, sillonnée de bandes blanchâtres comme cicatricielles (aspect d'une brûlure ancienne).

Fosse nasale gauche. — Même état qu'au moment du premier examen. La cloison forme une saillie d'aspect mûriforme, rouge, d'un blanc cicatriciel par places, confinant à la paroi externe et laissant peu de place pour la respiration

Fosse nasale droite. — Considérablement modifiée. La saillie de la cloison s'est affaissée et par suite de l'état d'atrophie complète des cornets, cette fosse nasale offre une spaciosité anormale, et est partiellement encombrée de croûtes fétides, comme dans l'ozène.

Pas de perforation de la cloison.

Larynx. — Épiglotte, aryténoïdes et cordes vraies, normales.

La fausse corde gauche présente trois petites élevures nodulaires, tandis que la fausse corde droite forme une masse épaissie, mûriforme, masquant la corde correspondante pendant la respiration.

Dans la trachée, au niveau de la paroi antérieure, quelques saillies mûriformes, partiellement recouvertes de croûtes, mais qui ont considérablement diminué de volume, depuis les examens précédents.

On ne trouve sur la peau aucune trace d'éruption récente ou ancienne.

Ajoutons que la dentition de ce garçon n'est pas normale. On constate au niveau des incisives moyennes, un fort sillon transversal, à une faible distance du bord libre.

On remplace la teinture d'iode par 1 gr. 50 d'iodure de potassium à prendre dans du lait.

RÉFLEXIONS PERSONNELLES. — L'observation qu'a bien voulu nous communiquer M. le Dr Luc, nous paraît un bel exemple de lupus primitif des voies respiratoires supérieures, ainsi qu'il l'intitule du reste. Ce diagnostic a été fait par plusieurs médecins distingués, dont un fait partie de la faculté de médecine et des hôpitaux. Mais c'est un cas de lupus primitif du pharynx et des fosses nasales. En effet, le larynx n'a été pris que consécutivement ; ses lésions sont plus jeunes que celles du pharynx, sur lequel on observe des cicatrices blanches et scléreuses. Ce fait doit s'ajouter à ceux que nous publions à la suite, et qui ont été donnés par MM. Liberman, Desnos, Mouro. Dans tous ces cas, les voies respiratoires supérieures sont atteintes de lupus alors que le tégument externe est complètement indemne. Cet état d'intégrité de la peau rend le diagnostic extrêmement difficile. Nous avons vu le malade qui fait le sujet de cette observation, le 7 juin, en compagnie de M. Luc, qui, après avoir affirmé d'abord un lupus des voies respiratoires, se demandait en présence de l'état de la dentition et surtout, en présence des bons résultats obtenus par l'emploi de l'iodure de potassium, s'il ne s'agirait pas là d'un cas de syphilis héréditaire à longue échéance. Pour nous, tout en approuvant la réserve de M. Luc, nous sommes tenté d'admettre, jusqu'à nouvel ordre, qu'il s'agit bien chez son malade, d'un lupus, et voici sur quelles bases repose notre opinion : d'abord l'état mûriforme, végétant de certains points du larynx, et des fosses nasales ; en second lieu les cicatrices blanches, radiées scléreuses, que l'on observe sur la paroi postérieure du pharynx, se rapprochent beaucoup des lésions lupeuses, et y ressemblent singulièrement. L'évolution du mal procédant méthodiquement du nez au pharynx, et de cet organe au larynx, rend encore plus sensible le rapprochement avec les altérations lupiques. Nous ferons remarquer ensuite, que les dents quoique altérées, quoique barrées, ne présentent pas le type si bien connu sous le nom de dent d'Hutchinson et caractérisé par la convergence et l'encoche des incisives médianes, que, par consé-

quent, on ne peut pas se baser là-dessus, pour admettre
la syphilis héréditaire. Nous devons ajouter enfin, que
si, dans un grand nombre de cas, le traitement peut servir
de pierre de touche au point de vue du diagnostic, cette
règle n'est pas absolue, et nous ferons remarquer, en visant
le cas particulier, que bon nombre de scrofulides se modifient favorablement par la médication iodurée. Lugol,
Baudelocque et Lailler sont très enthousiastes de l'iode
et des iodures dans le traitement général des affections
scrofuleuses. Pour toutes ces raisons, nous pensons donc
qu'il s'agit d'un lupus. Mais le diagnostic, quand la peau
est saine, présente toujours de grandes difficultés et on
ne saurait être trop réservé (1).

(1) 30 Juin. — M. Luc nous écrit qu'il a eu l'occasion d'examiner et
d'interroger, ces jours derniers, les parents du malade qui fait le sujet
de l'Observation XIII, et que ceux-ci ne sont pas syphilitiques, ce qui
vient confirmer notre première opinion.

II. — Observations prises dans les travaux ou communica-
tions de divers auteurs.

OBSERVATION XIV

Publiée par M. le Dr LIBERMANS, in *Bulletin de la Société médicale des
hôpitaux*, année 1872.

Dans le premier cas, il s'agissait d'une jeune fille de 14 ans,
G. B..., amenée à la clinique dans les premiers jours de décembre, par sa mère. Cette fille, d'une constitution moyenne, d'un
tempérament lymphatique très prononcé, se plaignait d'une
douleur vive dans la gorge, et, depuis deux mois, de difficulté
dans la déglutition; pas de raucité appréciable de la voix.

À l'examen de la gorge, on constate une ulcération de la
grandeur d'une pièce de 2 francs, occupant une partie du voile
du palais, et s'étendant sur la luette et le pilier antérieur droit.
L'ulcération est grisâtre; ses bords sont garnis d'un liséré
rouge qui tranche avec le reste de la plaie. Tout autour, la
muqueuse est d'un rouge lie de vin.

L'examen laryngoscopique montre une grande ulcération
grisâtre coupée à pic, occupant tout le bord libre de l'épiglotte et s'étendant jusqu'au milieu de sa face inférieure. La
plaie est parsemée de petites végétations ulcéreuses au nombre de huit ou dix.

Pas de traces de syphilis héréditaire ou acquise; pas de
tubercules dans le poumon; mais une adénite cervicale très
développée. Nous diagnostiquons, le Dr Fauvel et moi, un
lupus de la gorge et du larynx, et on prescrit des applications
locales de teinture d'iode sur le voile du palais et l'épiglotte;
à l'intérieur, de l'huile de foie de morue, le sirop d'iodure
de fer et des pulvérisations d'eau mélangée de teinture d'iode.

La petite malade vient régulièrement à la clinique; l'ulcération du voile du palais fit des progrès et amena lentement la destruction de la luette et d'une partie du voile du palais ainsi que du pilier antérieur droit ; l'épiglotte fut détruite en entier, et remplacée par un bourrelet cicatriciel formant un anneau à l'ouverture supérieure du larynx. La voix a conservé un timbre normal. Le processus irritatif ne s'arrêta qu'au bout de deux ans, en laissant des cicatrices rayonnées, brillantes, caractéristiques dans ces cas.

Un lupus de la face apparut deux ans après, et confirma le diagnostic primitif.

OBSERVATION XV

Publiée par M. le D‹ LIBERMANN, in *Bul. de la Soc. méd. des hôpitaux*, année 1872.

Le sujet de la seconde observation est un voltigeur de la garde impériale, qui entra, dans mon service, à l'hospice du Gros-Caillou, au mois de mai 1869, sous la rubrique de pharyngite.

A l'examen de la gorge, nous trouvons les amygdales gonflées sans ulcération, l'isthme du gosier d'un rouge lie de vin; à la paroi postérieure, une large ulcération serpigineuse, recouverte d'un enduit grisâtre, et parsemée de petites végétations rouges, de la grosseur d'une lentille, ulcérées à leur sommet.

A l'examen *du larynx*, une ulcération grisâtre, en forme de cœur, sur le bord libre de l'épiglotte déjà détruite en partie ; le ligament aryténo-épiglottique gauche portait une ulcération de même nature qui se reliait à la première ; la muqueuse qui recouvre les cartilages aryténoïdes était gonflée, d'un rouge lie de vin sans ulcérations; les cordes vocales inférieures rouges, mais moins violacées que la muqueuse aryténoïdienne.

Depuis six mois, le malade souffrait d'enrouement et d'une gêne notable dans la déglutition.

Pas d'antécédents syphilitiques, malgré l'examen le plus attentif. Dans son enfance, le malade a eu des ophthalmies

M.

scrofuleuses et il porte encore sur le cou des cicatrices nombreuses de ganglions suppurés : les ganglions cervicaux sont
fortement engorgés. Les poumons sont sains.

Vu l'absence d'antécédents syphilitiques et les traces visibles de scrofule, je diagnostiquai un lupus du pharynx et du
larynx.

Traitement. — Huile de foie de morue, sirop d'iodure de fer
et pulvérisations d'eau mélangée de teinture d'iode; nourriture
tonique.

Au bout de six mois seulement, l'ulcération du pharynx
était cicatrisée. La cicatrice était rayonnée et brillante; la
moitié de l'épiglotte était détruite et présentait une cicatrice
de même nature, ainsi que le ligament aryténo-épiglottique;
le gonflement de la muqueuse aryténoïdienne et la rougeur des
cordes vocales avaient disparu au bout de trois mois environ.

J'ai revu le malade, dans les premiers jours de janvier 1872,
il avait quitté le service, et vint me consulter pour un lupus
de l'aile du nez : le larynx et le pharynx n'avaient pas présenté de nouvelles altérations depuis sa guérison.

OBSERVATION XVI

Empruntée à M. DESNOS, in *Bulletin de la Société médicale des hôpitaux*,
année 1872, p. 63.

Le 2 décembre 1871, entra dans mon service à l'hôpital
Lariboisière, une jeune fille de 17 ans, qui venait pour se faire
traiter, disait-elle, d'un mal de gorge. Elle racontait que trois
ans auparavant, à 14 ans, elle avait éprouvé, pendant quelques
jours, une douleur de gorge assez vive, accompagnée de fièvre,
pour laquelle elle dut consulter un médecin.

Ces accidents aigus se dissipèrent bien vite, mais neuf mois
après, survint une nouvelle angine aiguë, qui disparut aussi
rapidement que la première. Six mois avant son entrée à
l'hôpital, elle s'aperçut que les aliments refluaient par le nez,
que sa voix était nasonnée. A ces symptômes se joignit de

l'essoufflement, un bruit strident de la respiration, de la perte des forces et un amaigrissement rapide.

A l'entrée à l'hôpital, voici ce que révèle l'observation :

Un travail ulcératif a détruit le voile du palais dans son tiers postérieur, ainsi que les piliers ; ce qui représente aujourd'hui le bord libre est formé par un bourrelet sinueux irrégulier, visiblement ulcéré, offrant de petits mamelons hypertrophiques, indurés, grisâtres, recouverts d'un liquide sanieux adhérents aux surfaces subjacentes, mamelons, dont l'existence est évidemment liée à un processus hyperplasique. On note, de plus, une perforation de la largeur d'une lentille sur sa moitié gauche.

La paroi postérieure du pharynx est épaissie, rugueuse, présentant des granulations comme verruqueuses, produites par les follicules hypertrophiés, recouverte d'un liquide épais mucoso-purulent.

L'application du laryngoscope, faite par M. Cusco, montre que l'orifice supérieur du larynx, au lieu de présenter sa forme normale triangulaire à base antérieure, répondant à l'épiglotte ne constitue plus qu'une fente ovalaire, étroite, dont l'angle antérieur répond à un moignon bourgeonnant de l'épiglotte presque entièrement détruite et dont les bords sont fermés par les replis aryténo-épiglottiques indurés et épaissis. Il est impossible, en raison de cette disposition morbide de l'ouverture supérieure du larynx, d'apercevoir les cordes vocales.

Troubles fonctionnels. — La voix est nasonnée, mais non éteinte, ce qui laisse à supposer que les cordes vocales sont intactes. Les aliments refluent par le nez et la déglutition est plus facile pour les liquides que pour les solides. On entend un cornage laryngé très intense, plus marqué dans l'inspiration ; et ce fait s'explique parfaitement par la disposition de l'orifice supérieur du larynx ci-dessus décrit.

Le retour des aliments par le nez, la gêne de la déglutition et l'obstacle apporté à l'oxygénation ont profondément altéré la santé générale.

Aucun symptôme ne révèle l'existence des tubercules dans les poumons.

Après l'examen de cette jeune fille et l'étude de ses antécédents morbides, j'annonçai immédiatement que nous nous trouvions en présence d'une scrofulide ulcéreuse de l'isthme du gosier, d'un lupus de l'arrière-gorge, affection assez rare, ajoutai-je et que je signalais à l'attention des élèves. Ceux-ci, après avoir pris connaissance de la description d'Hamilton, dont je leur recommandais la lecture, y reconnurent les traces de l'affection qu'ils avaient sous les yeux. Il semblait, pour l'un d'eux, que la description du médecin anglais eût été calquée sur un fait semblable à celui que nous observions.

Traitement institué. — Huile de foie de morue, sirop d'iodure de fer. Solution d'acide chromique au 1/3, pour toucher les ulcérations du gosier. Contre l'affection laryngée, inhalations d'eau chaude pulvérisée d'abord, plus tard aiguisée d'une faible solution de perchlorure de fer.

Ce traitement amena une amélioration notable qui s'arrêta pour l'état local du pharynx. Du reste, M. Isambert a mentionné dans quelques observations ces améliorations rapides de l'état local sous l'influence des topiques, suivies plus tard, momentanément, d'aggravation ou au moins d'un retour à l'état stationnaire.

OBSERVATION XVII

Empruntée au Dr MOURE (de Bordeaux), in *Notes du Traité des maladies du larynx* de MORELL-MACKENZIE.

J'ai observé récemment un cas de pharyngo-laryngite scrofuleuse ayant la plus grande anologie avec le lupus classique de ces parties, bien que la malade n'eût aucune trace d'affection cutanée.

C'est une jeune fille de 18 ans, qui m'a été adressée par un de mes confrères des environs de Bordeaux, M. le Dr Martinet. Cette jeune fille dont l'épiglotte est remplacée par deux tubercules rosés ayant chacun environ le volume d'un petit pois, présente une région aryténoïdienne épaissie, granulée, et comblant presque entièrement l'orifice glottique, qui est réduit à une fente ovalaire, mesurant à peine 8 millimètres de long et 4 de large. Cette ouverture ne subit que de légères oscillations pendant les mouvements respiratoires. La déglutition, au début très difficile, est aujourd'hui relativement facile. La voix est rauque, car la lésion est entièrement sus-glottique. L'état général est assez mauvais et la poitrine peu développée à cause de l'apport insuffisant d'oxygène dans les processus ; du côté du pharynx, existent des traînées de cicatrices blanches nodulaires et une partie du voile du palais est adhérente au pharynx.

OBSERVATION XVIII

Empruntée à M. le Dr DUMONTPALLIER, in *Bull. de la Soc. médic. des hôpitaux*, 1872, p. 82.

M. Dumontpallier présente une jeune fille de 28 ans, malade depuis deux ans, qui est entrée à Lourcine, pour y être soignée d'une angine considérée comme syphilitique. L'examen de cette malade a permis de constater qu'elle ne portait à la surface de la peau aucune trace de manifestations syphilitiques : jamais elle n'a eu de taches ni de boutons, soit à la peau, soit aux organes génitaux.

Cette jeune fille est de petite taille, peu développée, mal réglée, et bien qu'elle ne présente pas les caractères extérieurs de la constitution scrofuleuse, l'existence d'une double otite, avec écoulement séro-purulent et l'aspect spécial de l'arrière-gorge, ont engagé M. Dumontpallier à considérer cette angine comme de nature probablement scrofuleuse. En effet, la luette n'existe plus, les piliers antérieurs sont détruits, et les piliers postérieurs sont adhérents à la paroi du pharynx, qui est recouvert de gros bourgeons charnus aplatis. Toutes ces surfaces sont enduites, surtout dans les anfractuosités, d'un mucus jaunâtre qui s'enlève assez facilement avec un pinceau de charpie; la surface sous-jacente apparaît alors colorée en rose vif.

Il existe une aphonie presque complète; mais la respiration est libre à l'état de repos.

Aucune lésion appréciable du côté des poumons.

On trouve une petite perforation de la voûte palatine, dans laquelle on peut engager un stylet qui pénètre dans la fosse nasale gauche.

Il existe une carie de la portion osseuse de la cloison, et l'examen fait avec le spéculum nasal permet de reconnaître une rougeur diffuse de tout le plancher de la fosse nasale correspondante.

Cette jeune fille est une enfant trouvée et ses antécédents héréditaires me sont complètement inconnus.

M. Isambert, après avoir examiné la malade au *laryngos-cope*, vient rendre compte à la Société des résultats de son inspection.

L'épiglotte, très boursouflée, est détruite dans son tiers supérieur.

Au-dessous d'elle, on aperçoit une petite tumeur qui est le dernier vestige de la corde vocale droite.

La corde vocale gauche est conservée, mais elle a perdu son aspect brillant, nacré, et ressemble à un tendon altéré par la suppuration.

Les cartilages aryténoïdes forment deux mamelons volumineux et arrondis, d'aspect résistant. Les replis aryténo-épiglottiques n'échappent point à ce processus qui leur donne la forme de bourrelets courts et rigides.

OBSERVATION XIX

Empruntée à la thèse du Dr ISABEL, p. 66.

Au mois de février 1879, entrait dans le service de M. le professeur Fournier, médecin de l'hôpital St-Louis, salle St-Thomas, n° 19, une jeune fille qui réclamait un traitement contre une tumeur qu'elle portait à la joue gauche. Elle était, de plus, atteinte d'une aphonie complète. Voici du reste l'histoire intéressante de cette malade :

Elle a dix-neuf ans et est née à Lyon. Son père, qu'elle a à peine connu, est mort à l'âge de 30 ans, d'une affection sur laquelle nous n'avons pu obtenir de renseignements. Sa mère, âgée de 45 ans, n'a jamais été malade.

La jeune malade a deux frères et une sœur. Celle-ci âgée de 24 ans, est pâle, décolorée, toujours souffrante. Elle serait « anémique », dit notre malade. L'aîné des frères, qui a vingt-trois ans, est très vigoureux. Quant à l'autre, qui n'est âgé que de 21 ans, il a reçu des soins à l'Enfant-Jésus de Paris, dès l'âge de 6 ans, pour des suppurations ganglionnaires du cou. Cette suppuration n'a cessé que depuis deux ans, époque à laquelle il a commencé à souffrir de la poitrine, à tousser et à cracher beaucoup.

Dans son enfance, elle a toujours eu mal aux yeux, mais elle n'a pas eu de gourmes ni de suppuration aux oreilles. Elle n'a été réglée qu'à dix-huit ans. L'établissement de cette fonction, qui s'est fait tardivement, nous apporte la preuve signalée par les auteurs de l'influence de la scrofule sur le sens génital.

État actuel. — La taille est petite; le visage assez expressif; le nez assez régulier et non écrasé ; le front non bombé et les lèvres plutôt minces qu'épaisses. En somme, on ne trouve pas chez notre malade, tous les traits de cet habitus scrofuleux dont les auteurs nous ont laissé de si brillantes descriptions. Ce qui nous porte à croire que cet habitus n'a rien de caractéristique en lui-même et qu'il varie suivant la race et le pays.

Du côté des yeux, voici ce que l'observation nous fournit : Le globe oculaire droit est intact, et la vue est très nette; à la paupière inférieure, depuis l'angle externe jusqu'au tiers interne existe une perte de substance causée par une brûlure datant de son enfance (elle n'avait que 18 mois). Les cils ont complètement disparu. En dehors de l'angle externe, se voit une cicatrice déprimée, blanche, d'un centimètre carré, produite par cette brûlure, et rétrécissant un peu l'ouverture palpébrale.

L'œil gauche est plus malade ; les paupières atteintes de blépharite, ont perdu une grande partie de leurs cils. Aujourd'hui encore, leur bord libre est le siège d'une inflammation glandulo-ciliaire caractérisée par du gonflement, de la rougeur, du larmoiement et une abondante sécrétion de matière visqueuse, qui agglutine les poils entre eux, surtout le matin. Sur la cornée, au niveau de la pupille, un véritable semis poin tillé de petites taies blanchâtres, diminuant un peu l'acuité visuelle.

Mentionnons encore sur la joue gauche une plaie en voie de cicatrisation, résultant d'un raclage pratiqué sur un lupus par M. le prof. Fournier. Ce lupus a débuté il y a trois ans. Deux mois après, se montra une croûte de couleur verdâtre, qui tomba au bout de quinze jours, en laissant au-dessous d'elle, une ulcération. A partir de ce moment, le lupus gagna en grandeur, d'une façon lente, sans causer ni douleur, ni démangeaison.

Pas de ganglions cervicaux, ni sous-occipitaux. Impossible de découvrir la trace d'une syphilis acquise.

La malade a commencé à souffrir de la gorge depuis deux ans seulement. « C'était, dit-elle, un gros rhume que j'ai négligé de soigner. » La toux peu douloureuse, mais très fréquente, était surtout déterminée par la déglutition. En même temps la voix, voilée au début, baissait de jour en jour.

C'est à ce moment que M. le Dr Fauvel soumit la malade à l'huile de foie de morue, au bromure de potassium, et cela pendant trois mois.

L'amélioration fut bien peu notable ; ce qui décida la malade à entrer à l'hôpital Beaujon, dans le service de M. Moutard-Martin, où elle resta environ trois mois soumise au traitement tonique.

A sa sortie, elle retourne voir M. le Dr Fauvel, qui lui promet de lui cautériser le larynx avec de la teinture d'iode. Sur ces entrefaites, la voix devient complètement aphone dans une journée et c'est cette aggravation qui engagea la malade à entrer à l'hôpital Lariboisière, où on pratiqua des cautérisations au nitrate d'argent et à la teinture d'iode, sans notable succès, pendant plus de trois mois (jusqu'en février 1879). Elle entra alors dans le service de M. le professeur Fournier, à l'hôpital St-Louis, qui pratiqua le grattage du lupus qu'elle portait à la joue gauche, grattage qui a produit la petite cicatrice dont nous avons parlé.

L'aphonie persistait toujours. A cet accident se joignit bientôt de la difficulté respiratoire et l'air en franchissant l'orifice glottique faisait entendre un bruit que la malade compare au ronflement d'un homme profondément endormi. Ce bruit a duré aussi longtemps que l'aphonie, c'est-à-dire, jusque vers le milieu du mois de mai, époque à laquelle l'aphonie disparut un peu, pour être remplacée par une voix, qui sans être bien claire, resta voilée, un peu rude et nasonnée.

La toux est moins fréquente qu'au début de l'affection ; elle est provoquée par une sensation de chatouillement qui n'amène point de quintes. L'usage de la parole amène la toux quinteuse. La déglutition n'a pas, durant toute cette période, été profondément atteinte ; un peu de gêne, une légère douleur qui forçait la malade à hemmer, une sensation de brûlure provoquée par le passage du vin, tels étaient ces troubles.

L'appétit s'est conservé ; les digestions sont faciles ; mais il existe des alternatives de diarrhée et de constipation.

A la vue le larynx ne paraît point tuméfié ; il n'est point douloureux à la pression.

Examen de la gorge. — Sur la paroi postérieure du pharynx, on aperçoit une grande cicatrice nacrée, brillante et radiée. Le voile du palais et les amygdales ne présentent rien d'anormal.

M. le Dr Poyet a bien voulu nous prendre l'observation laryngoscopique, et voici ce qu'il a remarqué :

L'épiglotte est ulcérée et en partie détruite. Le fond de l'ulcération est grisâtre, recouvert de bourgeons rouges lui donnant l'aspect d'une plaie en voie de réparation. Il y a de l'augmentation de volume et de l'hypertrophie.

Les replis aryténo-épiglottiques ont jusqu'ici été respectés. Les éminences aryténoïdes sont rouges et un peu tuméfiées

Une ulcération s'étend de la commissure interaryténoïdienne à la partie postérieure de la corde vocale gauche, et l'a détruite, en creusant les tissus à partir de son bord marginal. Cette ulcération a le même aspect que celle de l'épiglotte. A la partie antérieure, cette corde présente une rougeur très vive.

Sur la corde vocale inférieure droite existe aussi de la rougeur, mais elle est moins vive.

Les autres parties du larynx sont saines.

OBSERVATION XX

Inédite du Dʳ POYET. Empruntée à la Thèse d'ISABEL, p. 51.

Scrofulide pharyngo-laryngée.

Le 8 septembre 1878, Mᵐᵉ V..., âgée de 32 ans, vient me consulter à mon cabinet, pour un aphonie, qui remonte déjà à huit mois.

Depuis trois mois, à son aphonie qui est complète, est venue se joindre une dysphagie qui va en augmentant chaque jour, si bien qu'à la date où je vois la malade pour la première fois, elle est dans un état de faiblesse et d'émaciation poussé à son extrême limite.

Le début même de la maladie remonte à deux ans et demi environ. A cette époque, il survint, sans cause apparente, une ulcération et un épaississement du pilier antérieur droit du voile du palais. Cette ulcération, grande comme une lentille, nous dit la malade, fit petit à petit des progrès tels, que bientôt tout le pilier fut envahi. Ayant alors consulté un médecin spécialiste, bien qu'elle n'accusât aucun antécédent spécifique, elle fut soumise à un traitement mercuriel et ioduré. En même temps, on fit, sur la surface de l'ulcération, des cautérisations tous les deux jours avec le nitrate d'argent. L'ulcération commença à progresser et bientôt la voix elle-même commença à s'altérer. La malade nous dit, qu'à cette époque son médecin lui dit que l'épiglotte était très tuméfiée, et la corde vocale inférieure droite, rouge et boursouflée. A différentes reprises, elle abandonna le traitement et s'y remit, mais sans jamais en retirer aucun soulagement.

État actuel. — Quand je vois la malade pour la première fois, voici ce que je constate :

Tout le pilier antérieur droit est tuméfié et ulcéré. L'amygdale du même côté est presque entièrement détruite. Le pilier postérieur est ulcéré, ainsi que la paroi postérieure du pharynx. Ulcération du bord du voile du palais du côté droit ; à la base de la luette, autre ulcération du côté gauche, ayant presque détaché l'appendice. Ces ulcérations présentent un caractère particulier. Elles sont blafardes, violacées, parsemées de petites éminences plus rouges qui leur donnent l'aspect d'une plaie bourgeonnante en voie de réparation. Pour bien reconnaître ces particularités, il est nécessaire de passer sur les surfaces, un pinceau imbibé d'eau pour en détacher le mucus et le pus, qui modifient singulièrement cet aspect.

L'ulcération du pilier antérieur du voile du palais se prolonge en bas sur la base de la langue et sur toute l'épiglotte, qui est en partie détruite et qui présente des ulcérations de même nature et de même aspect. L'ulcération a envahi aussi le repli ary-épiglottique droit qui est œdématié mais non détruit. C'est cette ulcération qui est la cause probable de la douleur ressentie pendant la déglutition

Les deux cordes vocales supérieures sont simplement œdématiées ; les inférieures sont très rouges et très tuméfiées. L'œdème inter-aryténoïdien empêche le contact de leurs bords libres, ce qui est la cause de l'aphonie.

Toutes les parties en voie de destruction présentent ce caractère particulier, que tout en étant en partie détruites, elles ont l'air d'être plus volumineuses qu'à l'état normal. Cela tient à l'infiltration plastique.

Je diagnostiquai une scrofulide pharyngo-laryngée ou lupus. Je commençai, pendant quelques jours, à faire sur les ulcérations des cautérisations avec de la teinture d'iode pure. Dans le larynx, je fis des applications de poudre très fine d'iodoforme.

En dix jours de temps, les douleurs pendant la déglutition

disparurent complètement et les ulcérations buccales furent en voie de réparation.

Je montre la malade le 2 décembre à M. le professeur Fournier qui confirme en tous points mon diagnostic, et qui me conseille, avant de faire ces applications de poudre d'iodoforme, de faire des scarifications et des grattages sur les ulcérations, ce que je faisais d'ailleurs depuis quelque temps.

Je continue le même traitement.

Le 28. Les ulcérations buccales sont complètement cicatrisées, le larynx est complètement décongestionné, il ne reste plus que l'ulcération inter-aryténoïdienne.

La voix est revenue. Les douleurs de la déglutition ne se sont pas reproduites.

Au mois de février, la guérison est complète. La malade continue à prendre un peu d'iodure de potassium, et de l'huile de foie de morue à haute dose, traitement général que j'avais institué dès le début.

OBSERVATION XXI

Empruntée à la Thèse de G. HOMOLLE, 1875.

Lupus. — Scrofulide tuberculo-ulcéreuse de la face. — Lésions des lèvres, de la gorge, de la langue, et du larynx.

Geis.., Charles, 27 ans, mécanien, entre le 27 avril 1874, salle St-Léon, n° 52, service de M. le Dr Ernest Besnier.

Homme grand, de constitution moyenne, ayant eu dans l'enfance des gourmes, des glandes au cou, des ophthalmies, plus tard, deux blennorrhagies, mais aucun accident syphilitique.

A l'âge de 13 ans, débuta sans cause connue, sans traumatisme, une tuméfaction du lobule du nez, avec rougeur, sans ulcérations ni croûtes au début; plus tard et peu à peu la lésion s'étendit en surface, et depuis cinq ans, la portion cartilagineuse du nez est détruite. Il existait déjà, depuis un temps que le malade ne peut préciser, avant que le nez commençât à rougir, un écoulement nasal, que G... compare à un rhume de cerveau prolongé, sans jetage purulent, sans croûtes (*lupus primitif de la pituitaire?*).

La lésion fait des progrès fort lents avec des périodes d'aggravation vers le printemps et l'automne de chaque année, tandis que l'été et l'hiver il y avait une amélioration relative.

Il y a trois mois, la lèvre supérieure s'excoria dans sa portion muqueuse; mais la lésion fit peu de progrès. Depuis trois semaines, au contraire, sous l'influence d'excès alcooliques, l'affection a marché plus rapidement, et en même temps, le nez, qui était cicatrisé, s'est ulcéré de nouveau.

Actuellement, toute la partie moyenne de la face, le nez, une partie des joues, la lèvre supérieure, et la région voisine des commissures labiales sont le siège de la scrofulide. La lèvre inférieure ne présente d'altération de la muqueuse que dans sa partie droite.

Des lésions importantes existent à la voûte et au voile du palais, à l'isthme du gosier et enfin sur la langue.

La lèvre supérieure, projetée en avant, a un aspect lisse, une coloration un peu livide; toute la portion muqueuse est ulcérée; elle présente au niveau des commissures, surtout à gauche, des éminences tuberculeuses à surface mamelonnée, mûriforme, d'une teinte carminée, avec un léger enduit laiteux.

La portion constamment exposée à l'air, plus sèche, est recouverte d'un enduit concrété d'apparence gommeuse.

La moitié droite de la lèvre inférieure est tuméfiée; la muqueuse, lisse et douce au toucher, au lieu de présenter la coloration rouge pâle, carminée du côté opposé, a un ton plus vineux; elle est un peu boursouflée inégalement, et sur le fond rose violacé se voient d'assez nombreux points pâles, qui semblent correspondre à des glandules, ne font aucune saillie et ne donnent aucune sensation de dureté sous le doigt.

La tuméfaction, avec état mamelonné granuleux, se prolonge sur la muqueuse des joues, jusqu'au voisinage des grosses molaires à gauche, et un peu plus loin à droite.

Il est difficile d'apercevoir la muqueuse gingivale; elle est rouge violacé, fongueuse avec déchaussement des dents, et enduit purulent à leur sertissure.

Sur toute la voûte palatine, la muqueuse d'une coloration presque normale, présente un état granuleux très prononcé ; au voisinage des dents en particulier, elle est couverte de petites éminences mamelonnées, du volume d'un grain de chènevis à celui d'un très petit pois rouge pâle, avec une teinte laiteuse diffuse. Chacune d'elles est couverte de petites granulations secondaires, arrondies, miliaires. Au voisinage du voile, la muqueuse est plus égale ; le pilier postérieur du côté gauche, gros et court, se dirige assez brusquement eu arrière et en dedans ; il va adhérer, après un court trajet, au fond du pharynx, qu'il est difficile de découvrir derrière le voile pendant, peu mobile et augmenté de volume dans toute ses dimensions.

Quant aux piliers antérieurs, ils sont un peu mamelonnés, et c'est par eux que les lésions du voile du palais semblent se relier à celles dont je vais parler maintenant :

Vers la base de la langue, à la limite des parties qu'il est possible de découvrir par l'examen à simple vue, sont deux éminences tuberculeuses, l'une antérieure, située du côté gauche de la ligne médiane, a le volume et la saillie d'un demi-pois ; sa forme est assez régulièrement ovalaire ; ses bords sont nets ; sa surface présente quelques saillies papillaires peu prononcées, sa coloration est plus pâle, plus jaunâtre et plus mate que celle des parties voisines. Sa consistance est ferme ; en arrière de ce tubercule, en est un autre moins volumineux mais de même apparence, entouré lui-même d'éminences moins distinctes qui se confondent avec les grosses papilles de la base.

L'épiglotte déformée, montre le même gonflement de la muqueuse que les parties environnantes. La même tuméfaction avec apparence de fermeté s'observe sur les replis aryténo-épiglottiques dont la surface est légèrement mamelonnée, boursouflée.

Les cordes vocales supérieures paraissent, elles aussi, un peu épaissies.

A la région sus-hyoïdienne du côté gauche, se trouvent quelques ganglions augmentés de volume.

L'épididyme gauche est le siège d'une induration consécutive à une orchite.

La santé générale est excellente; il n'existe aucun signe physique, aucun symptôme fonctionnel de tuberculose.

La voix est tout à fait normale; la déglutition se fait régulièrement. Le voile du palais a perdu sa sensibilité réflexe; on peut avec l'abaisse-langue le frotter sans déterminer de mouvements réflexes; quant à la sensibilité tactile, elle est bien conservée.

Il n'y a aucune douleur spontanée; le goût, l'audition n'ont subi aucun trouble.

Traitement général. — Huile de foie de morue, sirop d'iodure de fer, iodure de potassium, 1 gr. chaque jour.

Traitement local. — Pommade à l'onguent citrin, 0 gr. 50 centigr. pour 30 gr., sur le lupus facial. Acide chlorhydrique dilué sur la muqueuse palatine.

A la fin de juillet, après trois mois de séjour à l'hôpital, le malade est très amélioré; le gonflement de la face a beaucoup diminué; la teinte violacée des téguments a fait place à une coloration plus rosée.

Trois ulcérations superficielles, à fond lisse, jaunâtre, d'apparence lardacée, se voient à droite et à gauche de la luette et sur le pilier antérieur gauche.

OBSERVATION XXII

Recueillie par M. BÉRINGIER, interne des hôpitaux, in *Annales des maladies de l'oreille et du larynx*, 1er juillet 1878, p. 172.

Lupus érythémateux du nez, de la muqueuse laryngée. Œdème de la glotte.

Un jeune prêtre, âgé de 30 ans, est actuellement traité à l'hôpital St-Louis (pavillon Gabrielle, service de M. le Dr Hillairet), où il est entré au mois de novembre 1877, pour se faire soigner d'un lupus érythémateux du nez.

Pendant sa première jeunesse, M. X..., a eu diverses manifestations scrofuleuses. Dès ses premières années, il eut la face et le cuir chevelu couverts de gourmes ; à l'âge de 3 ans, il fut atteint de blépharite glandulo-ciliaire : presque en même temps, apparut de chaque côté du cou un engorgement ganglionnaire considérable, qui disparut lentement. A 6 ans, survint un écoulement purulent par une oreille. A 8 ans, M. X.... eut presque coup sur coup deux pneumonies : la deuxième fut très grave, et le malade mit longtemps à se rétablir. Depuis lors, il resta toujours faible. Il entra à 18 ans au séminaire, et fut ordonné prêtre il y a cinq ou six ans. Déjà, à cette époque, le lupus du nez commençait à paraître. Peu de temps après, la voix s'altéra au point d'empêcher M. X.,... de prêcher. Il y a trois ans, il eut une aphonie complète qui dura six semaines. Au bout de ces six semaines, la voix revint mais resta enrouée.

Au moment de l'entrée à l'hôpital, voici quel aspect présentait le lupus : les deux côtés du nez étaient envahis par une plaque rouge, violacée, à surface usée, s'étendant à presque toute la hauteur du nez, complètement indolente, et limitée par un rebord un peu saillant et nettement tracé. Le lobule du nez était recouvert de petites squames blanchâtres, peu épaisses ; sous l'influence de cautérisations au chlorure de zinc, le lupus s'affaissa ; un commencement de cicatrisation se fit par les bords, et le mal semblait tendre vers la guérison. Outre les lésions cutanées, on avait remarqué dès l'entrée du malade que la voûte palatine et le voile du palais étaient couverts d'un semis de granulations transparentes, analogues à des grains de semoule et l'on avait dû, à plusieurs reprises, toucher ces surfaces malades avec de la teinture d'iode.

Dans les premiers jours du mois d'avril 1878, sans cause apparente, le malade fut pris tout à coup d'une aphonie presque complète ; elle s'accompagna de frissons, de fièvre, d'inappétence et d'un peu de gêne dans la déglutition. Ces phénomènes ne tardèrent pas à s'accentuer, si bien qu'au bout de peu de

jours, la déglutition était devenue extrêmement difficile ; le
malade avait peine à avaler même du bouillon, et lorsqu'il prenait cet aliment, des quintes de toux le forçaient à rejeter immédiatement le liquide. Bientôt apparait de la gêne de la respiration, sans accès de suffocation, il est vrai, mais toutefois
assez grande pour empêcher le repos dans la situation horizontale. La voix était alors éteinte. L'application successive de
vésicatoires à la région sous-hyoïdienne conjura cet orage ;
la déglutition et la respiration redevinrent libres ; l'état fé-
brile tomba : la voix rauque revint lentement ; dix jours après
le début de l'accident, le malade ne conservait que de l'enrouement.

Pendant le cours des accidents dont nous venons de parler,
on avait pu constater, à l'aide du doigt, un gonflement considérable de l'épiglotte et des replis aryténo-épiglottiques.

Lorsqu'on ne craignit plus d'amener d'accès de suffocation,
M. Krishaber examina *le larynx* et constata les lésions suivantes :

Boursouflement considérable, d'apparence inflammatoire, de
la muqueuse des cartilages aryténoïdes. L'inflammation s'étend
en s'affaiblissant sur les replis aryténo-épiglottiques.

Le repli thyro-aryténoïdien supérieur est très boursouflé,
recouvrant en grande partie la corde vocale correspondante,
dont on ne voit que le bord libre, pendant l'effort phonétique.
C'est évidemment cet état qui explique la dysphonie, les
vibrations de la corde vocale droite étant en partie éteintes par
le contact du repli supérieur. La corde vocale inférieure gauche est visible dans toute son étendue ; elle est rouge et recouverte d'un pointillé miliaire. Au point de réunion du tiers
postérieur avec les deux tiers antérieurs de celle-ci, correspondant à l'extrémité antérieure de l'apophyse vocale de
l'aryténoïde, on constate une saillie, formant une espèce
d'éperon, résultant d'une inflammatoin hypertrophique plus
prononcée.

L'épiglotte et le repli thyro-aryténoïdien supérieur droit
participent peu à l'inflammation.

Actuellement, le malade ne présente plus du côté du larynx

que de l'enrouement. Le lupus du nez semble en voie d'amélioration.

En résumé : lupus de la muqueuse laryngée coïncidant avec
un lupus du nez et ayant déterminé passagèrement des phénomènes d'œdème glottique, telle nous paraît être l'interprétation qu'on doit donner aux lésions et aux symptômes qui
ont été observés chez ce malade.

OBSERVATION XXIII

Empruntée à la Thèse de KENOUARD, obs. LIV, p. 157.

*Lupus érythémateux du cou, érythémato-tuberculeux des
oreilles et scléreux du pied ; tuberculose pulmonaire.*

Du Cimetière, André, 40 ans.

Hérédité nulle. Personnellement, le 8e enfant sur 13. Otite
externe à 22 ans ; pleurésie gauche à 32 ans ; fièvre typhoïde
avec rechute à 35 ans ; toux chaque hiver ; à la suite d'un coup
de timon sur le sternum, hémoptysies abondantes et toux quo-
tidienne avec expectoration rouge ou contenant du sang liquide. A 34 ans, début d'un placard de lupus érythémateux
sur la région thyroïdienne.

A 36 ans, lésions prises pour des engelures aux deux
oreilles et formées par des placards de lupus érythémato-tuberculeux ulcérés. A 37 ans, à la suite d'un trauma dû à la
chaussure, lupus scléreux sur l'insertion calcanéenne du tendon d'Achille.

Depuis six mois, perte des forces, de l'appétit, dégoût ca-
pricieux des aliments.

Sa voix est enrouée depuis deux ans.

L'examen laryngoscopique fait par le Dr Baratoux, montre
un lupus du larynx consistant en petites saillies polypiformes
de l'espace inter-aryténoïdien, entouré d'une sécrétion muco-
purulente très peu abondante.

Indolence complète de ces lésions laryngées. A l'examen de

la poitrine matité au sommet droit et quelques râles sous-crépitants dans la toux et les fortes inspirations. (Observation prise par Lermoyez et complétée par Renouard.)

OBSERVATION XXIV

Communiquée par M. le Dr C. PAUL à M. FOUGÈRE et prise dans la Thèse de ce dernier.

Delah... Marie, femme Petitet, 42 ans, dévideuse de coton, entre dans les premiers jours de février à l'hôpital de la Charité, salle Sainte-Madeleine.

Père mort à 49 ans, asthmatique : il était constamment maladif.

Mère morte à 56 ans : elle toussait beaucoup ; 10 enfants, 6 de vivants, 2 morts très jeunes dans des convulsions, le troisième phthisique à 14 ans ; une fille morte tuberculeuse à 24 ans. Tous, étant jeunes, avaient eu des gourmes, et presque tous des ophthalmies.

Notre malade a en outre des ophthalmies fréquentes ; elle a les yeux « tendres », dit-elle. Actuellement, conjonctivite chronique de la muqueuse palpébrale.

Les règles se sont montrées pour la première fois à 16 ans, elles sont abondantes et régulières. Fièvre typhoïde à 17 ans. L'appétit est assez bon, les digestions faciles, mais la malade tousse un peu surtout le matin.

Elle s'est mariée à 24 ans.

Aux avant-bras, autour des genoux, cicatrices strumeuses anciennes. Impossibilité de découvrir la moindre trace de syphilis, ni chez elle, ni chez son mari.

Sa maladie remonte au mois de mars 1867.

Gonflement du cou ; déglutition presque impossible par suite de l'amygdalite dont la douleur était très vive. Reflux des aliments par le nez.

Un mois après ce début, elle entre dans le service de M. Hillairet, à l'hôpital St-Louis. Le diagnostic porté est celui d'affection syphilitique du voile du palais. Le sirop de Gibert ne produit pas d'amélioration. La malade sort de l'hôpital à peu près dans le même état.

Peu de temps après sa sortie, le voile du palais se perfora presque sans douleur et la voix s'altéra gravement.

Un an plus tard, elle entre dans le service de M. C. Paul, à la Charité, qui diagnostiqua une *angine ulcéreuse maligne de nature scrofuleuse*, et institua un traitement composé d'huile de foie de morue, de sirop d'iodure de fer, et de bains sulfureux.

A son entrée à l'hôpital, l'ulcération occupe le voile du palais et forme une ouverture arrondie à bord supérieur, qui a pour limite la portion osseuse du palais. Toute la moitié gauche du voile a été détruite par l'ulcération. La luette reste attachée seulement par son bord droit. Les piliers gauches ont presque complètement disparu au moins dans leur partie supérieure; il en est de même du côté droit, si bien que les amygdales et la partie inférieure des piliers se trouvent entraînées en bas.

La partie postérieure du *larynx* est également atteinte. L'ulcération est pâle, sans couleur; le fond est au niveau de la muqueuse sans aspect grisâtre, les bords ne sont pas taillés à pic.

OBSERVATION XXV

Prise dans la Thèse inaugurale de TARDIEU, 1815. *De la morve et du farcin chroniques.*

Ozène scrofuleux. — Destruction des cornets, du voile du palais et de l'épiglotte.

Il s'agit d'une fille de 13 ans, qui a succombé à une phthisie bronchique, le 13 juin 1842, après avoir présenté des signes de scrofule et une altération de la voix, datant de trois ans.

Les fosses nasales que j'ai soumises à l'examen de la Société anatomique (1) offraient des lésions extrêmement profondes qui n'avaient pu être appréciées pendant la vie. La portion postérieure et inférieure de la cloison est entièrement détruite, ainsi que la partie la plus reculée de la voûte palatine et du voile du palais. En avant, le cartilage de la cloison existe et se termine en arrière par un bord sinueux et irrégulier. La muqueuse qui recouvre les deux faces est pâle, sans changement de couleur, de consistance, ni d'épaisseur.

La cavité des fosses nasales plus large, laisse apercevoir l'antre d'Hygmore béant, dont l'orifice est agrandi. Le cornet supérieur est détruit, le cornet moyen est représenté par des débris d'os nécrosés ; seul le supérieur est intact. Pas d'ecchymoses, pas d'ulcérations véritables de la muqueuse.

Cavité bucco-pharyngienne. — La partie antérieure de la voûte palatine est saine, mais, en arrière, elle se termine brusquement par un bord concave, tapissé par la muqueuse qui est d'un rouge vif. Le voile du palais est aussi d'un rouge vif; les piliers sont remplacés par un repli unique, qui se continue avec le bord postérieur qui limite la voûte palatine. Il n'y a pas d'altération, mais seulement une rougeur livide de la muqueuse. La paroi du pharynx présente, au fond de la bouche, une large cicatrice d'un blanc nacré, qui est la trace d'une ancienne ulcération. Il n'y a actuellement aucune ulcération nouvelle.

Organes respiratoires. — L'épiglotte est détruite; on ne voit au-dessus de la glotte qu'un bord sinueux irrégulier, rougeâtre, qui en marque la base. Le reste du larynx, la trachée, les bronches sont sains. On ne voit ni ulcérations, ni cicatrices. Les ganglions bronchiques forment une énorme masse tuberculeuse plus ou moins ramollie qui comprimait les bronches. L'un d'eux a la valeur d'un petit œuf de poule. Les poumons ne contiennent pas de tubercules.

(1) *Bulletin de la Société anatomique,* 1842.

OBSERVATION XXVI

Empruntée au mémoire d'ISAMBERT, in *Bulletin, de la Société médicale des hôpitaux*, 1871, p. 114.

A peu près à la même époque, je recevais à ma clinique un jeune garçon de 14 ans, présentant au fond du pharynx des ulcérations très anologues, et chez lequel, le miroir laryngien me permit de constater presque aussitôt des déformations du larynx encore plus singulières.

Le pilier postérieur gauche était tendu presque directement en arrière, sur un plan horizontal et formait une sorte de plancher qui bouchait de ce côté, la cavité sus-palatine du pharynx et la narine correspondante.

En bas, vers le larynx, on trouvait du côté droit une déformation non moins singulière de l'épiglotte. Cet opercule qui avait dû présenter originairement une de ces cambrures exagérées que je désigne souvent sous le nom de chapeau tricorne, avait été consécutivement tordu sur lui-même et comme cassé (comme on le voit assez souvent pour les cartilages du nez chez certaines personnes), et il était entraîné fortement à droite par une bride cicatricielle qui le liait au pilier postérieur correspondant.

Les cordes vocales n'étaient pas faciles à apercevoir avec cette conformation, cependant, nous pûmes nous assurer qu'elles étaient saines et d'un blanc nacré. Quant aux ulcérations de la paroi postérieure du pharynx, elles présentaient l'aspect jaune lardacé que j'ai décrit ci-dessus. Je rejetai l'idée de syphilis et je mis mon malade au traitement tonique, en même temps qu'aux cautérisations locales avec de la teinture d'iode. Après une amélioration rapide et le retour de la muqueuse à sa teinte rose normale, les ulcérations restèrent toutefois stationnaires un temps très long et le doute me revint en esprit. La syphilis n'était pourtant pas probable chez ce garçon qui paraissait de mœurs pures, et un examen complet et plusieurs fois répété

de sa personne ne put faire trouver aucune trace de débauche
prématurée ni de macules syphilitiques. Toutefois, et à titre
d'essai, je le mis quelque temps à la liqueur iodo-hydrargyrique, qui n'amena non plus aucune amélioration des ulcérations
pharyngiennes, sans cependant les aggraver. J'y renonçai bientôt, je revins à la médication anti-scrofuleuse, et après plusieurs mois de traitement persévérant, après avoir changé plusieurs fois les topiques employés aux cicatrisations locales,
j'eus enfin la satisfaction de voir les ulcérations se fermer et
laisser seulement quelques cicatrices blanches. Quant aux
rétractions plus anciennes, il est positif que c'étaient des infirmités acquises, auxquelles des opérations chirurgicales pouvaient seules apporter une modification. Mais, comme elles
n'étaient pas gênantes, et que nous étions alors encombrés de
malades et de blessés militaires, je n'y songeai même pas et
fis enrôler le jeune homme parmi les infirmiers-adjoints d'une
de mes ambulances.

OBSERVATION XXVII

In mémoire d'ISAMBERT, *Société médicale des hôpitaux*, année 1871,
p. 116.

Il s'agit d'une femme de 30 ans, que beaucoup de médecins
n'auraient pas hésité à traiter comme syphilitique. « Pour moi,
je crois qu'il s'agit d'une scrofuleuse ».

État du pharynx. — Plaques nombreuses sur les piliers
présentant une ressemblance frappante avec des plaques muqueuses confluentes, mais n'ayant point de roséole inflammatoire, à teinte carminée et de nuance opaline d'un gris bleuâtre.
Ces plaques sont d'un gris salé, plus blafard que les plaques
muqueuses.

La description de la maladie sur la paroi postérieure du pharynx répond parfaitement à celle que M. Bazin donne des scrofulides éruptives des muqueuses, lesquelles sont caractérisées
surtout par des granulations des pustules et des vésico-pustules

dures à la base, ressemblant à des petits furoncles et arrivant plus lentement à maturité. La malade n'accusait pas de douleurs bien vives et parut assez étonnée d'entendre parler de son mal, comme d'une affection grave, difficile à guérir. Depuis cinq ou six mois, elle toussait; sa voix était un peu nasonnée. Pas d'engorgement des ganglions cervicaux; gourmes dans son enfance; abcès froids aux jambes. Pas d'antécédents syphilitiques. Un peu de submatité au sommet droit en avant, avec une respiration un peu rude et expiration prolongée.

Presque toutes les personnes qui virent la malade à son entrée à l'hôpital, la regardèrent comme une syphilitique, tant les lésions du volle du palais « ressemblaient à des plaques muqueuses ». Seul, un interne se prononça dans le même sens que M. Isambert. La malade fut d'abord soumise à l'usage des toniques, au bromure de potassium, pour diminuer la sensibilité du pharynx, et au chlorate de potasse en petite quantité pour déterger les ulcérations : mais il fut sans action.

Alors, au moyen du miroir laryngien, on reconnut que « l'épiglotte, les éminences aryténoïdes et l'infundibulum laryngien lui-même était tellement recouverts, tellement voilés par des produits blancs grisâtres, qu'il était impossible de distinguer la muqueuse sous-jacente, et encore moins les cordes vocales. La voix était d'ailleurs à peu près intacte. On notait seulement un peu d'enrouement et par moments un peu de dyspnée. »

En présence de l'inefficacité des toniques, la malade fut soumise à l'épreuve du traitement iodo-hydrargyrique, qui dut être supprimé vingt-quatre jours après (début du traitement hydrargyrique, 25 juillet; suspension 18 août), à cause des accidents d'hydrargyrisme et de menace de suffocation (œdème de la glotte). Le mercure fut supprimé et remplacé par l'huile de foie de morue. Peu de temps après (17 septembre) la mort arriva à la suite d'une fonte tuberculeuse des poumons.

« L'autopsie ne put être faite que très sommairement. Les deux poumons étaient farcis de granulations miliaires et caséeuses en voie de ramollissement ; il existait déjà beaucoup de cavernules. La glotte était rétrécie par le gonflement œdémateux des parties voisines, bien que les cordes vocales fussent indemnes. L'épiglotte était déjà ulcérée. Les ulcérations de la paroi pharyngienne étaient seulement superficielles. »

Isambert fait suivre cette observation des considérations suivantes :

« Cette observation nous offre le cumul d'une scrofulide maligne du pharynx (et du larynx, aurait-il pu ajouter) avec la tuberculose pulmonaire. La rapidité de la terminaison fatale nous a fait regretter vivement d'avoir laissé la pauvre malade soumise au traitement mercuriel pendant trois semaines. Nous craignons d'avoir ainsi précipité le dénouement et nous nous sommes promis de ne plus chercher notre diagnostic dans l'épreuve du traitement qu'avec une extrême prudence, et dans des cas choisis, exempts de complications graves. »

Observation XXVIII

Empruntée à Isambert, in *Bulletin de la Société médicale des hôpitaux*, séance du 9 août 1872, p. 233.

La première malade est une type d'*ulcérations scrofuleuses simples* à la période de guérison. C'est une jeune femme de 28 ans, qui présente des traces évidentes de lésions scrofuleuses remontant à l'enfance ; cicatrices assez nombreuses au cou, et jusqu'au voisinage de la clavicule ; cicatrice très vaste au-dessous de la paupière droite, amenant l'abaissement partiel de cette paupière. La malade attribue cette plaie à un accident traumatique, la pénétration d'une pointe de fer, mais elle avoue que la plaie a duré extrêmement longtemps.

Elle raconte d'ailleurs qu'elle a eu souvent des croûtes ou des boutons dans le cuir chevelu, étant enfant ; à 8 ans, elle aurait eu le croup, mais elle aurait guéri sans opération. La malade examinée des pieds à la tête, n'offrit aucune trace de macules ou de cicatrices syphilitiques.

L'état des parties génitales était celui d'une femme, non pas vierge, mais menant une vie chaste. Je n'insiste pas sur son témoignage personnel, auquel trop de personnes assigneraient peu d'importance. La gorge de cette jeune femme ne présente plus que des lésions cicatrisées. Le bord postérieur du voile du palais a subi une légère perte de substance bridée aujourd'hui par un petit pont fibreux ; la luette, très petite et ratatinée, adhère au pilier antérieur gauche ; sauf cela, la voûte palatine est intacte. La paroi postérieure du pharynx paraît habituellement desséchée, et montre quelques cicatrices blanches.

L'épiglotte présente une érosion superficielle, sur une moitié de son bord supérieur, érosion aujourd'hui cicatrisée. Enfin, les cordes vocales ont une forme spéciale ; au lieu de se réunir en avant à angle aigu, elles forment de ce côté une courbe ellipsoïde qui paraît résulter d'une ancienne adhérence cicatricielle. En somme, lésions anciennes, remontant probablement à l'enfance, et actuellement cicatrisées, restant à l'état d'infirmités à peu près incurables.

OBSERVATION XXIX

Empruntée à ISAMBERT, in *Bulletin de la Société médicale des hôpitaux*. Séance du 9 août 1872, p. 233.

La seconde malade, au contraire, est en voie d'évolution morbide actuelle. Attributs de constitution scrofuleuse évidents ; pas de lésions syphilitiques appréciables ; mais les antécédents sont douteux, et il peut bien s'agir d'un cas mixte. Le voile du palais offre des ravages plus étendus que chez la malade précédente (voir obs. ci-dessus). La luette a disparu ; le bord postérieur du voile du palais a subi des pertes de substance assez étendues pour lui donner une forme sinueuse découpée ; les piliers antérieurs sont aussi entamés ; mais ce sont surtout les piliers postérieurs qui sont atteints. Le pilier droit a contracté une adhérence anormale avec la paroi postérieure ; le pilier gauche, couvert de gros bourgeons rouges, qui en font une sorte de colonne massive et irrégulière est en voie de contracter des adhérences ; enfin, la paroi postérieure du pharynx offre deux zones. La zone supérieure, celle qu'on aperçoit entre les piliers déformés, est en plein processus pathologique : grosses granulations d'un rouge de sang et lacunes en suppuration assez profondément excavées. La zone inférieure qui répond au niveau de la base de la langue, présente au contraire une large cicatrice étoilée de couleur nacrée, semblable à celles que nous avons décrites dans notre premier mémoire, comme dans la thèse de M. Fougère et dans un grand nombre d'observations antérieures. Ces cicatrices sont ici, d'autant plus visibles, que leur couleur blanche contraste avec la teinte rouge de sang des bourgeons charnus de la partie supérieure.

Enfin, le *larynx* commence à se prendre. L'épiglotte forme, à la racine de la langue, une sorte de bourrelet transversal tout rouge, et couvert de bourgeons nombreux d'un rouge livide, comme la surface d'une framboise ou d'une mûre. Les cordes vocales sont dentelées sur leurs bords ; les éminences aryténoïdes un peu œdémateuses. Le traitement tonique, les cautérisations énergiques auxquelles la malade est soumise en ce moment, semblent retarder, sinon enrayer les processus morbides ; l'état général est encore bon, cependant, M. Isambert n'oserait porter un pronostic bien favorable.

OBSERVATION XXX

Empruntée à la Thèse du Dr Koch, 1873

Le 1er mars 1873, se présente à la consultation du Bureau central, Mlle Alexandrine, âgée de 25 ans ; elle se plaint de dyspnée très forte et d'enrouement depuis six mois. Elle est de constitution faible, présente tous les attributs de la scrofule.

Examinée minutieusement au point de vue de la phthisie pulmonaire, on trouve seulement une forte respiration trachéale à l'auscultation, mais rien d'anormal du côté des organes thoraciques. Un peu de submatité du sommet droit à la percussion. Pas d'antécédents spécifiques, pas de traces de syphilis, mais les stigmates de la scrofule ne l'ont pas épargnée. En effet, l'examen à ce point de vue donne : quatre cicatrices caractéristiques d'abcès ganglionnaires à la région cervicale droite, une cicatrice à la partie inférieure de la mamelle gauche, une cicatrice d'abcès froid à la base externe de la malléole gauche.

Elle dit, en outre, avoir eu des ophthalmies dans son enfance.

A l'examen bucco-pharyngien, nous trouvons la paroi postérieure du pharynx couverte d'une large plaque nacrée, étoilée, avec quelques îlots rouges lie de vin. La luette est fortement déviée à droite, et le pilier antérieur droit est comme dédoublé par une perforation verticale dans les deux tiers de son étendue.

A l'examen du *larynx*, on trouve un œdème considérable des éminences aryténoïdes masquant complètement les cordes vocales, soit à l'inspiration, soit pendant la phonation.

Les toniques sont donnés pour modifier l'état général ; on combat énergiquement l'œdème par des cautérisations à l'acide chromique au quart.

L'œdème diminue peu à peu ; les cordes vocales visibles alors, se présentent à nos yeux un peu roses et ternes. L'état de la malade devient très satisfaisant et le 15 avril elle cesse son traitement, puis le 15 juin, elle revient nous trouver : la dyspnée a augmenté de nouveau à la suite d'une bronchite. On trouve au sommet gauche, des signes caractéristiques de cavernes, l'œdème a de nouveau envahi les éminences aryténoïdes. On lui fait suivre le traitement tonique ; des nouvelles applications caustiques sont faites. Son état s'améliore. Nouvelle interruption du traitement, nouvelle recrudescence le 24 octobre. Encore une fois on a recours au même traitement, qui amène pour la troisième fois la disparition des accidents...

OBSERVATION XXXI

GÉORGES M. LEFFERTS, M. D. In *Annales des maladies de l'oreille et du larynx*, 1er septembre 1884, n° 4, p. 224.

Étude clinique d'un cas de lupus du larynx.

Mme M. J. M....., âgée de 44 ans, vient me consulter en octobre 1877, sur la recommandation du Dr Bulkley, à propos d'une grande difficulté qu'elle avait à avaler. Depuis quelques années, elle souffrait d'un lupus, qui lui avait rongé toute la face, et l'avait complètement défigurée. Elle racontait que la dysphagie augmentait rapidement, et quoiqu'elle ne ressentît aucune douleur, elle parvenait à peine à se nourrir. La déglutition des aliments solides était presque impossible et les liquides passaient parfois dans le larynx, ce qui amenait de violents accès de toux. Elle ne se plaignait absolument que d'une sensation de plénitude et d'obstruction dans la gorge; la voix était intacte. Elle fait remonter le début de son affection de la gorge à un an, époque à laquelle elle commença à éprouver de temps en temps de la difficulté à avaler. La douleur est vive et lancinante, s'étend vers l'oreille gauche et siège surtout du côté droit du larynx. Cette douleur a disparu il y a environ deux mois.

Depuis longtemps, la malade a été soignée par le Dr Duncan Bulkley, pour une affection cutanée, à propos de laquelle ce médecin a bien voulu me transmettre les renseignements suivants :

C'est le 14 décembre 1876, que Mme M... vint me trouver pour la première fois, pour faire soigner son lupus. C'est alors qu'elle me raconta qu'à l'âge de 13 ans, l'affection se montra sur le côté gauche du nez, sous forme d'un tubercule ressemblant à ceux que l'on peut encore retrouver dans l'éruption. Pendant les trente et un ans qui se sont écoulés depuis ce temps, l'éruption s'est étendue progressivement, quoiqu'elle ait toujours été soignée et qu'elle ait suivi rigoureusement les ordonnances qu'on lui a faites.

Actuellement, toute la face est envahie par le lupus, depuis le bord du cuir chevelu en haut, jusqu'à la partie moyenne du cou en bas, et d'un pouce derrière une oreille, à une égale distance derrière l'autre, en exceptant deux petites plaques de peau saine, mesurant en tout deux pouces carrés au-dessus de chaque œil. Toute la surface est d'un rouge foncé brillant, couverte de plusieurs écailles minces et transparentes, adhérentes par un de leurs bords et de grandeur variable. Il y a en ce moment quelques points d'ulcération superficielle sur la joue gauche, à la commissure buccale et au méat de l'oreille gauche....... Il y a aussi une plaque de lupus type située dans le dos au-dessous de l'angle inférieur de l'omoplate droite, et présentant les dimensions de la paume d'une petite main.

C'est tout ce qu'on trouve comme manifestation cutanée de l'affection.

Telle est l'histoire de la malade. Elle nie avoir eu la syphilis ; à l'exploration du poumon, on ne trouve aucun indice de tuberculose ; rien, dans son histoire personnelle ou héréditaire, ne permet de s'arrêter à l'idée d'un carcinome.......

Le pharynx présente un aspect bizarre et caractéristique qu'on ne confondrait jamais avec une affection connue. Il ne ressemble à rien de ce que j'ai vu jusqu'ici, sinon dans certains cas de phthisie avancée. D'abord, on y constate de l'asymétrie : la luette est tirée en bas vers la droite, les piliers de ce côté étant beaucoup plus courts. L'hypertrophie est générale ; l'épaississement de tous les tissus est considérable, surtout à droite. De plus, les piliers droits, le bord libre de la voûte palatine et la luette, augmentée de deux tiers de sa grandeur normale, sont parsemés de granulations charnues, de nodules, de tuméfactions, qui leur donnent une surface tout à fait irrégulière. Par ci, par là, sont quelques points blancs alternant avec des endroits dénudés d'épithélium et couverts de petites ulcérations superficielles. La paroi pharyngée postérieure présente ce même aspect épaissi et irrégulier. On voit sur sa surface trois ulcérations, petites, arrondies, profondes, à bords épaissis. Plus haut, derrière le voile du palais, l'hypertrophie n'est pas aussi marquée, mais présente les traces d'une inflammation catarrhale ancienne.

La base de la langue est tellement épaissie qu'elle entrave l'examen laryngoscopique. On y trouve également ces granulations charnues parsemées, et ressemblant beaucoup aux papilles normales qui sont d'ailleurs elles-mêmes hypertrophiées.

Si nous examinons le *larynx lui-même*, nous y constatons tout d'abord une hypertrophie générale et portée au point d'amener des modifications dans la forme des parties constitutives de l'organe. Outre cet aspect hypertrophique, on constate la présence de nombreuses ulcérations, si bien que pour donner une idée nette de l'aspect général de la lésion, je ne trouve rien de mieux, comme point de comparaison, que la laryngite tuberculeuse à la dernière période.

L'épiglotte est tellement hypertrophiée, que non seulement, elle presse sur la base de la langue, mais qu'elle surplombe aussi l'ouverture supérieure du larynx au point d'en rendre l'exploration très difficile. Elle est dure, non élastique, immobile ; sa surface est presque entièrement recouverte de très fines granulations, et on voit encore par là, des ulcérations superficielles, semblables à celles que nous avons notées sur le pharynx. Cette apparence granuleuse de l'épiglotte, que je comparerais volontiers à la surface d'un ulcère indolent, est certainement unique en son genre, et ne présente aucune ressemblance avec la surface unie que nous offre l'épiglotte dans la phthisie laryngée.

Les autres parties de la portion supérieure du larynx, ne sont qu'hypertrophiées. Les replis aryténo-épiglottiques, la muqueuse recouvrant les cartilages aryténoïdes et la commissure postérieure du larynx sont confondus en une masse, qui ne présente plus rien d'anatomique comme forme ni comme configuration. La surface interne du larynx, au contraire, n'a pas encore subi les atteintes de l'affection ; ni les cordes vocales supérieures, ni les inférieures, n'ont subi aucun changement et les vraies cordes vocales obéissent à tous les mouvements pendant la phonation.

Le docteur Morell-Mackenzie, rapporte, dans son traité pratique des maladies du larynx, deux observations personnelles de lupus de cet organe. Nous les reproduisons ci-dessous.

Observation XXXII

Empruntée à Morell-Mackenzie.

Mon collègue, M. Cooper, me pria en mars 1869, de vouloir bien examiner avec lui Thomas D..., âgé de 14 ans, qui se plaignait d'une gêne à la déglutition. Je le trouvai atteint d'une ulcération destructive des ailes du nez et d'un épaississement avec ulcération considérable des lèvres. On voyait entre le nez et la bouche un tissu cicatriciel dense et blanc. Voici l'historique de ce cas :

Le nez avait commencé à gonfler neuf ans auparavant, et quinze jours après, était survenue une ulcération qui détruisit rapidement une portion de l'organe et s'étendit sur les lèvres. Le malade raconte qu'il avait été souvent à l'hôpital de Guy (Guy's hospital) et qu'on lui avait fait plusieurs fois des applications d'acide nitrique, après l'avoir chloroformisé ; traitement qui avait cicatrisé la portion s'étendant entre le nez et les lèvres. Mais il avait encore une ulcération béante s'étendant de l'aile droite du nez sur la cloison et presque tout le bord supérieur de la lèvre supérieure : il était venu à Londres à l'hôpital consulter à ce sujet.

Le malade avait la voix rauque et nasonnée ; il se plaignait que souvent « ce qu'il prenait passait de travers ». On fit un examen complet pour découvrir les traces de syphilis ou de phthisie, mais les poumons étaient sains et M. Cooper me dit que l'iodure de potassium n'avait produit aucun résultat.

Le pharynx et les narines postérieures étaient saines, mais à l'examen *laryngoscopique*, je trouvai l'épiglotte uniformément épaissie, avec une ulcération centrale située près de son bord libre. Les replis ary-épiglottiques étaient aussi légèrement gonflés. Il n'y avait aucun signe caractéristique de lupus, et si le malade n'eût pas été atteint de lupus de la face, j'aurais certainement attribué l'affection à la syphilis tertiaire.

Cependant, en raison des symptômes observés du côté de la face, je ne doutai pas un instant, que le gonflement observé du côté de l'épiglotte ne fût le résultat du lupus.

Je vis le malade deux ans après, et je trouvai, qu'à la suite du traitement de M. Cooper, consistant surtout en applications locales d'acide nitrique concentré, et de l'usage interne de l'huile de foie de morue, l'ulcération cutanée s'était cicatrisée, sauf au côté gauche de la bouche, où il existait encore une petite ulcération. L'état du larynx n'avait pas changé depuis mon premier examen, et son ulcération ne s'était ni cicatrisée, ni accrue.

OBSERVATION XXXIII
Empruntée à MORELL-MACKENZIE.

Élisabeth B..., née à Cork, âgée de 18 ans, vint me consulter en juin 1877 pour une difficulté de la déglutition et un léger enrouement. Tout le côté gauche du nez jusqu'à l'angle interne de l'œil gauche avait été détruit par l'ulcération, qui datait de six ans, mais ne s'était pas cicatrisée, si ce n'est dans la portion cartilagineuse de la cloison. La malade me dit que, quelques années auparavant, on avait appliqué sur sa figure un acide concentré, qui lui avait fait beaucoup de bien.

À l'examen de la gorge, on voyait la luette considérablement épaissie et gonflée, mesurant environ deux centimètres de long et de large. Les piliers postérieurs de l'isthme du gosier étaient tellement gonflés, qu'ils atteignaient le volume du pouce d'un homme, laissant seulement un passage étroit (environ un centimètre) de visible sur la paroi postérieure du pharynx.

En faisant l'examen laryngoscopique, je vis l'épiglotte gonflée, pendante et immobile ; sa partie droite était recouverte d'une excroissance en forme de « molluscum », et son centre rempli par une cicatrice, lisse et légèrement déprimée. La tuméfaction générale ne laissait voir qu'une portion des carti-

M.

12

lages aryténoïdes ; la membrane muqueuse était légèrement
tuméfiée. On la traita par des doses massives d'ioduro do
potassium et des insufflations de poudre de bismuth pendant six
semaines, sans obtenir aucun résultat. La malade no fut pas
perdue de vue pendant sept mois, durant lesquels on employa
différents remèdes locaux, mais sans qu'il fût possible de remarquer un changement quelconque dans l'état du pharynx ou
du larynx.

OBSERVATION XXXIV

Empruntée au docteur M. GROSSMANN (de Vienne), traduite de l'allemand
par Mᵐᵉ WILBOUTCHEWITCH, in *Annales des maladies de l'oreille et
du larynx*, t. XIII, n° 7, Juillet 1887, p. 327.

Lupus du larynx, du palais osseux et membraneux et du pharynx.

J. W... fut atteint à l'âge de sept ans d'une adénite cervicale gauche suppurée.

Peu après, les bords de la plaie, rouges et tuméfiés, se cou-
vrirent de nodules d'un rouge sombre. Au bout de deux mois,
la voix de l'enfant s'enroua : l'examen *laryngoscopique* montra
le larynx simplement hyperhémié, les cordes vocales jouissant
d'une mobilité presque normale : cinq à huit semaines plus
tard, la muqueuse complètement altérée présentait l'aspect de
la conjonctivite granuleuse (trachome). Peu de jours après, le
volle du palais, la muqueuse de la voûte palatine étaient envahis, le bord libre de l'épiglotte épaissi ; enfin les granulations devinrent confluentes ; des ulcérations se formèrent en
divers points, pour se cicatriser sans *traitement*, tandis qu'il
s'en formait d'autres à côté. Un an après, l'enfant fut pris
d'accès de suffocation causés par une tumeur implantée sur la
paroi postérieure du larynx et qui en envahissait les deux
tiers ; elle aussi rétrograda *spontanément*. Pas de chute des
dents, ni d'extension à la trachée.

L'auteur fait suivre cette observation des considérations suivantes :

Chez ce malade, le lupus a débuté par des phénomènes propres à la scrofule, ce qui vient à l'appui du rapprochement qui tend à se faire entre ces deux affections et justifié par la présence du bacille de la tuberculose dans le lupus comme dans la lèpre (Koch). Mais des recherches ultérieures sont nécessaires pour expliquer comment un même virus produit des processus morbides si différents . . . . Les cautérisations à l'acide lactique à 50 ou 80 0/0 après l'anesthésie par la cocaïne donnent d'excellents résultats.

N. B. Le malade ci-dessus a été présenté à la Société des médecins de Vienne le 8 octobre 1886.

OBSERVATION XXXV (RÉSUMÉE)

Lupus of the larynx.

Par VAN SANTWOORD, in *New-York. Pathol. Soc.*, 11 novembre 1885, reproduit, in *Revue des sciences médicales*, 1886, et in *Annales des maladies de l'oreille*, août 1887, t. XIII, p. 389.

Enfant de 14 ans, mort de lupus, ayant débuté par le nez et ayant envahi successivement la lèvre supérieure, les gencives entre les canines, la voûte palatine et le voile du palais. Cloison nasale détruite. Os sphénoïde mis à nu et rongé.

Le larynx se prit consécutivement. La muqueuse de cet organe était épaissie, et sur les ventricules et leur voisinage immédiat étaient de petites productions verruqueuses de la grosseur d'une tête d'épingle.

La mort ne fut pas le résultat de cette dernière invasion. Quelques jours avant la fin, le patient se sentit relativement mieux, mais bientôt survinrent de la céphalalgie, du délire, suivis de coma et de mort.

A l'autopsie, on constate une épaisse couche de leucocythes recouvrant la base du cerveau, analogues à ceux qu'on voit dans la méningite tuberculeuse. Il n'y avait pas de tubercules.

Le corps du sphénoïde était nécrosé à l'origine de la méningite.

Poumons œdématiés. — Foie, rate, reins, en pleine dégénérescence.

Nulle part, on ne trouve de tubercules.

OBSERVATION XXXVI (RÉSUMÉE)

De G. HUNTER MACKENZIE, in *Clinical cases of diseases of the throat and nose*. (Cas cliniques des maladies de la gorge et du nez).

Lupus du larynx ayant nécessité la trachéotomie.

Le malade présente un lupus du nez et de la joue. En outre il a une dyspnée intense et est très amaigri. A l'examen laryngoscopique, on trouve l'épiglotte épaissie, recroquevillée, circonscrivant une fente étroite, qui livre passage à l'air, mais ne permet pas de voir l'intérieur du larynx.

La dyspnée devint telle qu'il fallut pratiquer la trachéotomie.

Huile de foie de morue, et grattage du lupus de la face.

Au bout de dix mois de traitement, ce lupus est complètement guéri, mais il subsiste un épaississement tel de la muqueuse nasale que la respiration est impossible.

N. B. — L'auteur a pensé un instant que la lésion laryngée était syphilitique, mais l'existence du lupus de la face l'a fait incliner en faveur d'un lupus du larynx.

Le D* R. Thomas, publie dans les *Archives de Virchow*, un travail contenant des recherches anatomiquès sur le lupus. Dans ce travail, qui repose sur 18 cas, nous en trouvons deux ayant trait au sujet que nous traitons.

OBSERVATION XXXVII

Obs. X du Mém. de THOMAS.

Lupus ulcéreux de la muqueuse du nez, du pharynx et du larynx.

Un jeune homme de 17 ans, fortement cyphotique, était depuis longtemps atteint d'ulcérations, qui, du bout du nez, s'étendaient à la muqueuse nasale. La lèvre supérieure et la gencive avaient également subi des pertes de substance. Le voile du palais était rouge, et peu mobile. Le traitement chirurgical avait presque amené la guérison des ulcères de la face, quand le malade succomba à une bronchite intense.

A l'autopsie : pleurésie et bronchite des deux côtés ; péribronchite et broncho-pneumonie à droite. (Nous ne mentionnons ici que ce qui a trait aux muqueuses.)

La muqueuse nasale est particulièrement épaissie, à l'orifice antérieur des fosses nasales. Au niveau de la cloison et du cornet inférieur, elle paraît brunâtre.

La muqueuse buccale est également gonflée par places, notamment au niveau des molaires supérieures.

Le voile du palais est épaissi de même, la luette raccourcie et élargie.

L'orifice supérieur du larynx se présente sous la forme d'une fente ovale. A son extrémité antérieure, cette fente est limitée par une saillie épaisse, qui englobe l'épiglotte et qui se prolonge, en arrière, sur les ligaments aryténo-épiglottiques. Ceux-ci sont fortement soulevés et donnent en partie, la sensation d'un corps résistant, en partie celle de l'œdème. L'extrémité postérieure de l'orifice laryngé est également épaissie, et tous les plis de la muqueuse sont effacés. L'épaississement et le gonflement s'étendent dans l'intérieur de sa cavité, de sorte qu'on ne peut plus distinguer ni les cordes vocales ni les ventricules.

La muqueuse trachéale est recouverte de mucus et gonflée dans sa partie supérieure.

Les ganglions cervicaux sont augmentés de volume, en partie caséeux et farcis, dans le reste de leur étendue, de nodosités miliaires grises et gris blanchâtres.

Le long de l'artère sylvienne moyenne, la pie-mère présente des deux côtés des traînées d'un exsudat jaunâtre et caséeux.

Anatomie pathologique de la muqueuse nasale. — Les vaisseaux sont fortement dilatés, et dans l'épaisseur du tissu de la muqueuse, on trouve une grande quantité de cellules fusiformes remplies d'un pigment granuleux, jaune rougeâtre, probablement sanguin. A côté de cela, l'on trouve dans toutes les couches jusqu'au cartilage et l'os, un nombre plus ou moins grand d'éléments lymphoïdes, qui, en plusieurs endroits, s'accumulent immédiatement au-dessous du revêtement épithélial pour constituer de petits amas nodulaires. Ces nodosités contiennent, pour la plupart, ces groupes arrondis, constitués par un mélange de cellules rondes et de cellules géantes.

La couche épithéliale est intacte par places, en d'autres points, elle a complètement disparu, ou bien elle existe encore, mais ses éléments ont été complètement dissous par les cellules lymphoïdes.

Muqueuse du voile du palais et du larynx. — On y trouve, par places, un épaississement fibreux; par places, la même infiltration lymphoïde que la muqueuse nasale. Les cellules lymphoïdes suivent le trajet des vaisseaux, et sont, en général, accumulées dans les couches superficielles; elles entourent une grande quantité de ces agglomérations de cellules géantes, qu'on rencontre plus rarement dans la profondeur et dans le tissu cellulaire intermusculaire. La couche épithéliale est partout intacte.

Les nodules des ganglions et ceux de la pie-mère, présentent une constitution analogue.

OBSERVATION XXXVIII

Obs. XVIII du mémoire de THOMAS.

*Lupus ulcéreux de la peau et de la muqueuse pharyngo-
laryngienne.*

Une jeune fille de 14 ans, souffrait déjà, depuis quelque
temps, d'un lupus de la face. Les deux piliers du voile du
palais du côté gauche sont rouges et gonflés, et circonscri-
vent une tumeur de la grosseur d'une noix, et fortement pro-
minente, qui touche par en bas, à l'amygdale, rouge et augmentée de volume. La luette est raccourcie; les bords du voile
du palais sont sinueux et irréguliers. D'après la communication du D\u1d63 Inrasz, l'épiglotte manque presque complètement, la muqueuse laryngée est rouge et épaissie, et la
cavité du larynx se présente sous la forme d'un orifice ovalaire très étroit.

La petite tumeur du voile du palais fut enlevée avec l'instrument tranchant, et examinée en même temps que des
parties malades de la peau.

La structure est la même : Dans les deux cas, c'est un tissu
de granulations, dans lequel on retrouve des cellules rondes,
et des cellules géantes.

La constitution de la petite tumeur concorde tout à fait
avec ce que l'on observe dans le lupus tuberculeux de la
peau.

Le livre de Türk (1) renferme quatre observations de
lésions de l'épiglotte ou du larynx chez des sujets atteints
de lupus (2). Nous en donnons ci-dessous l'abrégé :

(1) *Klinik des Krankheiten des Kehlkopfes*, Wien, 1886, p. 425.
(2) D'après la thèse d'HOMOLLE, qui les a résumées.

OBSERVATION XXXIX (TURCK. — RÉSUMÉE)

1. — Le premier fait (observation 167, atl. XX, 6) est celui d'une enfant de quinze ans, atteinte, depuis quatre ans, d'un lupus du membre inférieur, et depuis un an, d'un lupus du nez. L'épiglotte présente une échancrure cordiforme; la moitié de la face antérieure du repli est ulcérée, les parties voisines sont cicatricielles. On observe, en outre, une tuméfaction des glandes de la base de la langue; des ulcérations étendues des piliers et de la luette avec destruction partielle de celle-ci. Les portions visibles du larynx sont saines.

OBSERVATION XL (TURCK. — RÉSUMÉE)

2. — Chez une autre malade, âgée de 18 ans, (observ. 168), atteinte, depuis deux ans, de lupus de la lèvre supérieure, on constate une ulcération de l'épiglotte, avec épaississement de son bord libre, tuméfaction, rougeur, inégalité de la muqueuse.

Les cordes vocales présentent les lésions du catarrhe simple.

OBSERVATION XLI (TURCK. — RÉSUMÉE)

3. — (Obs. 169 atl. XXI, fig. 177). Jeune fille de onze ans atteinte depuis trois ans d'un lupus de la face. Depuis deux ans, elle souffre d'un enrouement, ressent de fréquentes douleurs dans le larynx, et la respiration est très gênée, surtout la nuit.

La partie supérieure du bord libre de l'épiglotte, présente une vaste perte de substance, transversalement dirigée, et cicatrisée sur toute la face antérieure de la partie postérieure du larynx; la muqueuse offrait une ulcération profonde, à côté de laquelle existait une tumeur de grosseur assez forte, ronde et transversalement dirigée. Plus bas, se montraient sur la face postérieure de l'épiglotte, des excroissances analogues mais plus petites. Les bords des cordes vocales sont tuméfiés, et couverts d'excroissances encore plus petites.

La voix est très rauque, presque nulle, lorsque la malade essaie de parler. Les cordes vocales restent à moitié écartées.

Après une année et demie, pendant laquelle la malade, sur une indication de Hébra, absorba une grande quantité d'huile de foie de morue, le lupus du visage fut réellement amélioré, la respiration devint plus libre; les végétations s'étaient affaissées à la paroi postérieure du larynx, les cordes vocales étaient revenues presque à leur état normal; leur face supérieure était en partie cicatrisée, rouge par endroit; leur bord interne présentait encore une apparence glanduleuse dans presque toute sa longueur.

Observation XLII (Turck. — résumée)

4. — Homme de 45 ans. Lupus de la lèvre et du nez; chancre onze ans avant l'apparition du lupus.

Tout le voile du palais, presque toute la voûte, les piliers du côté droit, la face antérieure de la luette, sont couverts de nombreuses saillies rouges, comparables à des bourgeons charnus. L'épiglotte, gonflée, bourgeonnante, est creusée d'une large perte de substance; tout le vestibule du larynx est encombré de semblables saillies exulcérées, qui empêchent de voir les cordes vocales. La voix est très enrouée; la toux cassée; la déglutition se fait bien; la pression sur le larynx n'est pas douloureuse.

Malgré l'existence d'un chancre avant l'apparition du lupus, Türck regarde cette observation comme aussi incontestable que les précédentes.

Observation XLIII

Extraite des *Annales de Schmidt*, tome II, 1867.

Chez un jeune garçon de 14 ans, qui avait, depuis plusieurs années, la voix très rauque, le D⁣r Bryk trouva le voile du palais soudé à la paroi postérieure du gosier ; les piliers du voile du palais et les amygdales des deux côtés formaient une cicatrice brillante, rayonnée, et à la place de la luette, il y avait une ouverture de la grosseur d'un pois, qui conduisait dans l'arrière-cavité des fosses nasales. A la pointe de l'épiglotte, il y avait une perte de substance cicatricielle qui allait jusqu'au tubercule de l'épiglotte. La moitié gauche de l'épiglotte, le repli aryténo-épiglottique gauche et la pointe supérieure du larynx étaient en partie en suppuration, et en partie cicatrisés. La corde vocale gauche était rouge et gonflée ; la droite était blanche, mais, dans le milieu, son bord était altéré. La cavité nasale gauche était soudée à un pouce de son ouverture ; les parties solides étaient conservées ; la peau était saine, même aux parties génitales ; les ganglions mésentériques étaient hypertrophiés.

Cet enfant avait été bien portant jusqu'à l'âge de sept ans. Alors, il avait eu des douleurs au cou, des difficultés de la déglutition, de l'enchifrènement et de l'enrouement qui avaient duré plusieurs années, et il rendait souvent du mucus sanguinolent ou du pus. Après avoir pris des bains minéraux et de l'eau Iwonicz, la maladie s'était arrêtée.

La mère n'avait jamais été syphilitique pas plus que le père.

Le D⁣r Chiari, prof. de laryngologie à Vienne, rapporte, dans un travail fait en commun avec Riehl, huit cas de lupus du larynx, trouvés sur 68 lupiques qu'il a examinés dans la clinique du Prof. Kaposi. Nous donnons ci-dessous le résumé de ces huit observations.

OBSERVATION XLIV (RÉSUMÉE)

Empruntée au travail de CHIARI et RIEHL. Obs. IV.

Garçon de 21 ans, atteint de lupus de la peau et de la muqueuse du nez, des joues, de la paupière supérieure gauche, et de la conjonctive des deux yeux. Plaque lupique sur la paroi postérieure du pharynx. Épiglotte épaissie, surtout à gauche. Granulations sur la corde vocale supérieure droite.

OBSERVATION XLV (RÉSUMÉE)

Empruntée au travail de CHIARI et RIEHL. Obs. V.

Femme de 39 ans, atteinte de lupus de la face depuis son enfance, présente des cicatrices sur les joues, la lèvre supérieure, un lupus du nez en activité, ayant pénétré dans les fosses nasales, perforé la cloison. Cicatrices lupiques sur les yeux qui présentent quelques nodules en activité. Sur les oreilles, aspect éléphantiasique. Sur les mains et les avant-bras, placards lupeux; muqueuse buccale intacte.

L'épiglotte est transformée en un moignon non ulcéré. Pas de cicatrices. Les éminences aryténoïdes sont épaissies, les cordes vocales rouges et parésiées.

OBSERVATION XLVI (RÉSUMÉE)

Empruntée au travail de CHIARI et RIEHL. Obs. VI.

Femme de 24 ans, paraît être malade depuis son enfance. La peau du nez et des narines manque presque complètement; et on trouve, à la place, des ulcérations et des inflammations ulcéreuses, avec quelques points cicatriciels. Les joues et la lèvre supérieure présentent des cicatrices et des granulations en activité. Rhagades aux commissures labiales. La muqueuse buccale est couverte de cicatrices, la luette est ratatinée. Adénite sous-maxillaire. Le larynx est intact, sauf l'épiglotte dont plus de la moitié manque. Les bords de la partie existante sont excavés en arc de cercle, couverts de cicatrices.

OBSERVATION XLVII (RÉSUMÉE)

Empruntée au mémoire de CHIARI et RIEHL. Obs. VII.

Femme de 22 ans, malade depuis deux ans. Lupus du nez et des fosses nasales. Le septum n'est pas perforé. La muqueuse gingivale est granuleuse, nulle part ulcérée. Cicatrice sur la paroi postérieure du pharynx. L'épiglotte paraît être coupée par une incision oblique; la partie supérieure manque. La muqueuse n'est pas altérée dans les autres points du larynx.

OBSERVATION XLVIII (RÉSUMÉE)

Extraite du mémoire de CHIARI et RIEHL. Obs. VIII.

Femme de 35 ans, atteinte depuis sa jeunesse.

Lupus des joues, du nez, de la lèvre supérieure (cicatrices surtout, peu de granulations). Le lobule du nez, la cloison cartilagineuse manquent. Les ailes du nez sont comme coupées. Cicatrices sur la paroi postérieure du pharynx, à la base de la langue, sur le palais osseux et membraneux. La luette est détruite et remplacée par une cicatrice.

La partie supérieure de l'épiglotte est obliquement enlevée; le bord est cicatrisé. Quelques granulations sur le repli aryépiglottique droit, et sur le cartilage de Santorini. L'arrière cavité des fosses nasales présente quelques granulations.

OBSERVATION XLIX (RÉSUMÉE)

Empruntée à la monographie de CHIARI et RIEHL. Obs. IX.

Fille de 14 ans (sœur atteinte de lupus).

Le début de la maladie s'est fait par le palais. Quelques éphélides à la face. Lupus sur la limite du palais osseux et du voile du palais. Les piliers du voile, les parois de l'isthme, et la paroi postérieure du pharynx sont atteintes. Luette détruite. Le voile palatin est divisé en deux, comme par une incision profonde qui occupe la place de la luette.

Le bord libre de l'épiglotte est très épaissi, surmonté d'un nodule, gros comme un pois arrondi, et semblant résulter de la fusion de deux petits nodules. Sur les replis ary-épiglottiques et dans le repli inter-aryténoïdien, quelques granulations. Cordes vocales normales.

OBSERVATION L (RÉSUMÉE)

Extraite du mémoire de CHIARI et RIEHL. Obs. X.

Fille de 14 ans, enrouée depuis deux ans. L'épiglotte est ratatinée, et transformée, à gauche, en un petit moignon exulcéré.

Le cartilage aryténoïde gauche est très épaissi, presque immobile, hérissé de tubercules, de même que les quatre cordes vocales. La corde vocale supérieure droite est tellement épaissie, qu'elle masque presque complètement la corde vocale inférieure du même côté.

La muqueuse nasale est couverte de granulations dans sa partie antérieure.

Des cautérisations galvano-caustiques, des badigeonnages de teinture d'iode, et un traitement général tonique ont amené la guérison en quelques mois. Mais, huit mois après, récidive.

OBSERVATION LI (RÉSUMÉE)

Empruntée au mémoire de CHIARI et RIEHL. Obs. XI.

Femme de 20 ans. Lupus du nez, de la muqueuse des joues. Sur le lobule de l'oreille droite, croûtes, cicatrices, tubercules lupeux. Le palais osseux, la luette, les piliers du voile, la paroi postérieure du pharynx, et la base de la langue sont parsemés de granulations.

L'épiglotte est épaissie à gauche, et sa face antérieure est couverte de nodules; l'aryténoïde gauche est épaissi, couvert de cicatrices et de granulations, il en est de même de la face

postérieure du larynx et la partie antérieure de la corde vocale
gauche.

Depuis 1866, jusqu'en 1877, Holm (de Copenhague) a
trouvé six cas de lupus du larynx dont nous donnons le
résumé ci-dessous :

OBSERVATION LII (HOLM. — RÉSUMÉE)

Fille de 18 ans, atteinte de lupus depuis neuf ans, présente un lupus serpigineux et ulcéré des joues, des lèvres et
des gencives ; l'épiglotte est irrégulièrement infiltrée et sans
tumeur.

OBSERVATION LIII (HOLM. — RÉSUMÉE)

Femme de 41 ans, atteinte depuis 20 ans, de lupus du nez et
des joues ; la muqueuse nasale, celles de la lèvre supérieure, de
la voûte palatine et du voile du palais, des gencives sont couvertes de formations lupeuses. L'épiglotte est détruite en grande
partie. Le reste est couvert de cicatrices irrégulières, et de
nodosités.

OBSERVATION LIV (HOLM. — RÉSUMÉE)

Garçon de 14 ans, présente depuis un an et demi un lupus
du nez et des joues. Le voile du palais est rouge et infiltré ; la
luette épaissie et ulcérée. L'épiglotte, réduite de moitié, infiltrée et ulcérée dans sa partie persistante. La muqueuse du
larynx est tuméfiée ; les cordes vocales vraies et fausses sont
rouges, infiltrées et ulcérées.

OBSERVATION LV (HOLM. — RÉSUMÉE)

Fille de 18 ans. Lupus du nez depuis six ans. Elle présente
un lupus du nez, de la muqueuse nasale, des deux joues, de la

lèvre supérieure, des gencives, du palais (dur et mou), de la luette. Épaississement considérable de l'épiglotte, avec surface granuleuse. Les cordes vocales supérieures très tuméfiées cachent complètement les cordes vocales inférieures.

Observation LVI (Holm. — résumée)

Fille de 24 ans. Lupus du nez et de la lèvre supérieure depuis 9 ans. Le nez, la lèvre supérieure, la joue gauche sont pris. Les cordes vocales supérieures sont très épaissies. Elle est enrouée depuis deux ans et la voix actuellement est presque éteinte.

Observation LVII (Holm. — résumée)

Femme de 28 ans, a une affection du nez depuis son enfance. Il n'y aurait de granulations ulcérées que depuis quatre mois. Elle présente un lupus du nez, de la joue gauche, de la luette, des gencives supérieures, et une infiltration du repli glosso-épiglottique latéral droit.

D'après Holm, tous les faits ci-dessus sont nettement des cas de lupus laryngé. Le malade qui fait le sujet de l'observation LIV aurait, pour l'auteur, un mélange de lupus et de syphilis, une laryngopathie hybride. L'auteur se fonde pour cela, sur ce que le père du malade était syphilitique.

Le D' Alex. Haslund, chef de la section de dermatologie et de syphiligraphie de l'hôpital de Copenhague, a soumis systématiquement tous les malades lupiques de son service à l'examen laryngoscopique. Sur 109 lupiques observés de 1877 à 1883, il a trouvé dix cas de lupus laryngé.

Nous donnons ci-après le résumé et l'observation de ces malades (1) :

Observation LVIII (résumée)

Empruntée au travail d'ALEX. HASLUND

Fille de 32 ans. Depuis l'âge de dix-huit ans, lupus du visage, du nez; opacité de la cornée droite. Les gencives sont granuleuses. Le dos de la langue présente une plaque lupique.

Perte de substance considérable de l'épiglotte. Ce qui en reste est cicatrisé. Toute la surface de la muqueuse laryngée est couverte de granulations. Les cordes vocales inférieures sont saines.

Observation LIX (résumée)

Extraite du travail d'ALEX. HASLUND.

Paysanne de 18 ans. Début par un lupus du nez. La joue gauche présente une ulcération. La luette est également ulcérée et granuleuse. Le repli glosso-épiglottique droit est tuméfié, et présente de nombreux nodules.

Observation LX (résumée)

Empruntée à la monographie d'ALEX. HASLUND.

Femme de 22 ans. Le début de la maladie date de l'enfance. Le nez est en grande partie détruit et cicatrisé. La lèvre supérieure est rétractée par des cicatrices. Le palais osseux est couvert par un lupus en pleine activité. La luette est rétractée, adhérente au voile du palais.

L'épiglotte, rouge, tuméfiée, est recouverte à sa face antérieure de nodules très serrés. La muqueuse des cordes vocales supérieures est granuleuse. Un petit polype flotte dans la fente glottique; il est implanté sur la partie antérieure du bord libre de la corde vocale gauche.

(1) Ces observations sont extraites du travail d'Alex. HASLUND, intitulé : Zur statistik des lupus laryngis, in Viertelj. f. derm. und. syphil., 1883.

OBSERVATION LXI (RÉSUMÉE)

Empruntée au travail d'ALEX. HASLUND.

Fille de 17 ans. Début il y a deux ans ; présente un lupus des deux oreilles, du nez, des deux joues, des seins, du membre supérieur droit, du genou gauche. Kératite double.

L'épiglotte est détruite en grande partie. Ce qui en reste est très tuméfié. La muqueuse des aryténoïdes et des replis ary-épiglottiques est également très tuméfiée, mais absolument lisse comme d'ailleurs sur l'épiglotte. A ce moment-là, le reste du larynx ne présente rien d'anormal.

Deux ans plus tard, toute la muqueuse laryngée, était tuméfiée et couverte de nodosités.

La malade mourut subitement après quelques accès de suffocation. L'autopsie montra de l'œdème du larynx.

OBSERVATION LXII (RÉSUMÉE)

Empruntée à ALEX. HASLUND.

Femme de 18 ans. Présente un lupus ulcéreux du nez, de la lèvre supérieure, des joues et de la cavité buccale. La face antérieure de l'épiglotte est seule couverte de granulations lupiques.

OBSERVATION LXIII (RÉSUMÉE)

Empruntée à ALEX. HASLUND.

Paysanne de 24 ans. Début il y a six ans ; plaques de lupus sur le nez, les joues, la paroi postérieure du pharynx ; la luette est très tuméfiée.

L'épiglotte est presque entièrement détruite ; la muqueuse des cartilages aryténoïdes et des replis ary-épiglottiques est tuméfiée, de même que celle des cordes vocales supérieures ; les cordes vocales inférieures sont épaissies, mais lisses.

Observation LXIV (résumée)

Empruntée au travail d'Alex. Haslund.

Lupus du nez, de la lèvre supérieure, des gencives, du bras gauche, du côté gauche du cou, chez une fille de 15 ans. L'épiglotte est en grande partie détruite. L'intérieur du larynx est normal.

Observation LXV (résumée)

Extraite du travail d'Alex. Haslund.

Femme de 26 ans. Début, il y a trois ans, par un lupus du nez ; lupus du nez, de la joue droite, de l'oreille et de l'œil droits.

L'épiglotte présente une altération symétrique des bords latéraux qui paraissent échancrés comme avec un couteau ; elle est immobile, les replis ary-épiglottiques sont tuméfiés. La paroi antérieure du larynx présente une tumeur volumineuse qui couvre la partie antérieure des cordes vocales inférieures. Au bout d'un certain temps, récidives sur les cicatrices du nez et état stationnaire du lupus laryngé.

Observation LXVI (résumée)

Extraite du mémoire d'Alex. Haslund.

Femme de 29 ans. Début à l'âge de 8 ans ; lupus du nez et des joues ; cicatrisation complète à l'âge de 20 ans ; actuellement récidives sur les cicatrices ; le bord de l'épiglotte est tuméfié et granuleux dans toute son étendue.

Observation LXVII (résumée)

Empruntée à Alex. Haslund.

Garçon de 16 ans, maigre, chétif, atteint d'une cyphose considérable. Le début du lupus paraît dater d'il y a quatre mois. Le premier examen montre l'état suivant :

La luette manque. Une ulcération inégale, granuleuse, s'étend de là, sur le voile du palais.

La paroi postérieure du pharynx est recouverte de nodules très volumineux.

L'épiglotte a complètement disparu.

L'entrée du larynx est représentée par une fente étroite qui rend l'examen impossible.

Tégument externe intact.

La gêne considérable de la respiration nécessite la trachéotomie.

Le traitement par la teinture d'iode et le nitrate d'argent, amène une guérison presque complète au bout de quelques mois.

N. B. — L'auteur fait remarquer que le traitement n'a pas donné de résultats avant la trachéotomie. Après l'opération, au contraire, le traitement continué dans les mêmes conditions a amené la guérison assez rapidement. D'après Haslund, le bon résultat, après la trachéotomie, serait dû au repos de l'organe.

A côté de ces divers cas de lupus laryngé, dont nous avons publié les observations, nous devons en mentionner un certain nombre d'autres, dont nous donnons le résumé, et que nous avons puisés dans l'excellent travail de Chiari et Riehl (*Lupus vulgaris laryngis*). Nous indiquons à propos de chacun d'eux, le nom de l'auteur à qui il appartient.

OBSERVATION XVIII (GANGHOFNER. — RÉSUMÉE)

Observation prise dans le service du professeur PICK, de Prague.

Enfant de 12 ans, qui depuis deux années, tousse, est enroué, a des douleurs de gorge, et des troubles respiratoires depuis quelques mois.

Ce garçon est mal nourri, très pâle, et présente, sur la paroi postérieure du pharynx, des cicatrices et des végétations hémisphériques, aplaties, et peu élevées.

L'examen du larynx montre une sténose considérable. Les bords des cordes vocales sont irréguliers, épaissis, farcis de granulations et distantes de 3 à 4 millimètres.

Sur l'épiglotte, les cartilages aryténoïdes, dans les replis inter-aryténoïdiens et ary-épiglottiques, se voient des granulations nodulaires et des tubercules. La moitié gauche de l'épiglotte est en grande partie détruite. Ce qui en reste présente des adhérences cicatricielles avec la paroi pharyngée.

Malgré l'intégrité du nez et du tégument externe, Ganghofner porte le diagnostic de lupus laryngé, à cause des granulations et des nodosités caractéristiques.

Un morceau excisé, et soumis à l'examen histologique, confirma le diagnostic.

Des cautérisations au nitrate d'argent, et au galvano-cautère, l'introduction dans la cavité laryngienne de sondes dilatatrices, de Schroetter guérirent presque complètement la sténose en deux mois; et les proliférations qui rétrécissaient le larynx se trouvèrent détruites, soit par la pression mécanique déterminée par ces sondes, soit par la cautérisation.

OBSERVATION LXIX (RAUCHFUSS, de St-Pétersbourg. — RÉSUM.)

Une fillette de 10 ans, présente de l'enrouement et de la sténose de la glotte. La voûte palatine manque en partie, et est en partie couverte de cicatrices.

L'épiglotte est transformée en un moignon volumineux et uniforme, à surface couverte de grosses granulations, d'aspect adénoïde. On observe, sur la ligne médiane de l'opercule, une perte de substance profonde à bords cicatrisés. De l'épiglotte, partent le long des replis ary-épiglottiques, de grosses tumeurs verruqueuses, qui s'étendent sur la région inter-aryténoïdienne.

La cavité du larynx est couverte par les proliférations du vestibule, et n'est pas accessible à l'œil.

La sténose cède au bout de quelques jours à l'emploi énergique de la décoction de Zittmann. Au bout de six semaines la voix est moins enrouée.

Rauchfuss croit qu'il s'agit d'un cas de lupus du larynx ; mais en présence de l'amélioration produite par la décoction de Zittmann, il se demande s'il n'y aurait pas mélange de lupus et de syphilis héréditaire.

OBSERVATION LXX (STOERK. — RÉSUMÉE)

Femme, 20 ans. Malade depuis un an. Lupus de la face. L'épiglotte est ratatinée, présente des granulations polypiformes, en forme de stalactites. Les cordes vocales sont remplacées par des proliférations de même nature. Les aryténoïdes présentent la forme de tumeurs immobiles. Aphonie. Gêne respiratoire considérable.

OBSERVATION LXXI (TOBOLD. — RÉSUMÉE)

Ouvrier. Lupus du nez, des lèvres, des joues. Épiglotte irrégulièrement tuméfiée, présente des ulcérations et des cicatrices.

OBSERVATION LXXII (TOBOLD. — RÉSUMÉE)

Ouvrier. Lupus du nez, des lèvres, des joues. Épiglotte irrégulièrement tuméfiée et ulcérée.

Observation LXXIII (Waldenburg. — résumée)

Femme de 21 ans. Malade depuis trois ans. Le visage et le nez sont le siège de lupus. Luette détruite. Le voile du palais est épaissi. L'épiglotte est épaissie et tuméfiée. Des bourgeons proéminent des ventricules de Morgagni. Excroissances pyramidales dans le repli interaryténoïdien.

Observation LXXIV (Jurassz. — résumée)

Fille de 14 ans, malade depuis un an et demi. Le visage et le cou sont le siège de lupus.

Luette détruite ; tumeur sur l'amygdale gauche. Épiglotte presque complètement détruite. Cordes vocales couvertes de cicatrices, adhérentes en avant et en arrière. Aryténoïdes tuméfiés. Enrouement et gêne respiratoire considérable.

Observation LXXV (Critchett. — résumée)

Femme malade depuis neuf ans ; les cordes vocales sont ulcérées et immobiles. Perte de substance au niveau des replis aryténo-épiglottiques. Aphonie.

Observation LXXVI (Gerhardt. — résumée)

Femme de 21 ans, malade depuis plusieurs années. L'épiglotte présente une perte de substance cicatrisée ; elle est adhérente à la langue. La corde vocale gauche présente également une perte de substance.

Incisure aryténoïde cicatrisée. Enrouement.

Observation LXXVII (Virchow. — résumée)

Cas dans lequel la base de la langue présente un tubercule et une cicatrice. Épiglotte très épaisse à bords tuméfiés.
Cordes vocales ulcérées. Épaississement et granulations
jusque dans la trachée.

Observation LXXVIII (Eppinger. — résumée)

Malade ayant un lupus du visage. La face postérieure du
pharynx est prise ; épiglotte ratatinée, ulcérée, épaissie.
Cordes vocales présentant des proliférations verruqueuses.

Les aryténoïdes sont exfoliés. Les plis aryténoïdiens épaissis, granuleux.

Observation LXXIX

Notre ami, le Dr Marfan, rapporte dans un mémoire
paru dans les *Archives de médecine* (1), un cas résumé de
lupus du pharynx, du larynx et des joues. (Nous n'avons
pu nous procurer l'observation complète.)

« Malade, soigné par M. le Dr Vidal, qui était venu le revoir,
et qui portait sur les deux joues des cicatrices de lupus, sur
la gorge de nombreuses brides cicatricielles résultant aussi
d'un lupus parfaitement guéri ; il portait en outre une canule
de trachéotomie depuis cinq ans (trachéotomie nécessitée par
un lupus du larynx diagnostiqué par Krishaber, qui a pu aussi
plus tard affirmer la guérison). Ce malade ne tousse jamais et

(1) MARFAN. *De l'immunité confirmée par la guérison d'une tuberculose locale pour la phthisie pulmonaire*, p. 17.

l'auscultation ne révèle dans la poitrine aucun signe de tuberculose. »

OBSERVATION LXXX

Nous trouvons dans la thèse d'agrégation de M. le Dr Schwartz (*Des tumeurs du larynx*), le résumé d'une observation de scrofulide de l'épiglotte, que nous donnons ci-dessous :

« French (1) a décrit un cas d'hypertrophie strumeuse de l'épiglotte chez un jeune homme de 17 ans, qui était scrofuleux. Il avait du cornage, de la toux et était aphone. L'épiglotte formait une tumeur qui eût pu être prise pour une tumeur maligne, s'il n'y avait pas eu l'âge du malade, la pâleur du larynx et du pharynx, enfin le gonflement de la région aryténoïdienne pour guider le chirurgien. Le malade refusa la trachéotomie et mourut. Le larynx était oblitéré par une épiglotte comme éléphantiasique. L'examen histologique n'en a pas malheureusement était fait. »

A côté de ces divers cas de lupus laryngé, nous pouvons en citer trois autres fournis par Von Breda (dont nous n'avons pu trouver l'observation détaillée). Enfin, Rosalie Idelson relate, dans sa dissertation inaugurale soutenue à Berne, trois faits de lupus laryngé observés par elle sur le cadavre (2).

(1) FRENCH. *Case of strumous hypertr. of the epiglottis and laryngeal structure, causing stenosis of the larynx*, in Ann. pat. and surg. Soc. Broklyn, Ld. II, p. 63, 65, 1880 ; in thèse agrég. SCHWARTZ, 1885, p. 142.

(2) Nous aurions pu ajouter aux faits ci-dessus, une observation de M. BUCQUOY, une de M. LANDRIEUX, et une de BRYK, tirée des Annales de SCHMIDT, et reproduite dans la thèse d'ISABEL ; mais ces cas nous ont paru présenter trop de doutes, et, pour notre part, nous les rapportons plutôt à la syphilis qu'à la scrofulo-tuberculose. C'est pour cela que nous avons cru devoir les éliminer.

B. — LUPUS PRIMITIF DU LARYNX

Nous n'avons pas eu occasion de voir, par nous-même, de malades atteints de lupus primitif du larynx. Il en existe cependant actuellement cinq faits dans la science. Trois, au moins, sont incontestables, et ont été publiés par Ziemssen, Haslund, Obertüschen. Un quatrième fourni par Isambert, quoique paraissant être de même nature que les précédents, est cependant un peu plus douteux, vu l'absence de commémoratifs. L'aspect des lésions, semble, d'après nous, plaider en faveur d'une affection lupeuse. Quant au cinquième cas, il a été observé par Von Bréda. Nous n'avons pu nous procurer l'observation. Nous donnons ci-dessous les quatre autres :

OBSERVATION LXXXI

Empruntée à ZIEMSSEN, in *Krankheiten les respirations apparates,*
page 336.

"..., âgée de douze ans, fille d'un ministre protestant, depuis deux années d'un enrouement ; la respiration .. Il est impossible de trouver les traces d'une maladie telconque ; elle ne présente aucune éruption ni sur la figure, ni sur le reste du corps. Le visage est frais, florissant, et ne présente pas de trace d'exanthème.

La muqueuse de la gorge est tout à fait normale. L'épiglotte est fortement échancrée du côté gauche par une ulcération. La périphérie de cette perte de substance est entourée de nom-

breuses granulations tuberculeuses, qui s'étendent sur le ligament aryténo-épiglottique, et sur le côté gauche de la glotte. La
syphilis doit être rejetée, aussi bien d'après l'anamnèse, que
d'après l'examen du reste du corps. Aussi l'emploi continuel,
durant un mois, d'iodure de potassium, d'huile de foie de morue,
et un traitement local énergique consistant en vigoureuses
cautérisations des néo-formations avec le nitrate d'argent,
avaient-ils enrayé les progrès du mal.

Le diagnostic fut, dans les premiers temps, difficile à cause
de la non coexistance du lupus à la peau ; mais la suite et le
résultat du traitement levèrent tous les doutes.

Observation LXXXII

Empruntée à Haslund, in *Wiertelj. f. derm. und syph.*, 1883, p. 480.

Le Dr Alex. Haslund rapporte le fait suivant tiré de sa
pratique particulière :

Mme R..., une jeune dame de province, âgée de 17 ans, vient
me consulter le 13 avril 1882. Elle raconte qu'elle a été scrofuleuse dans son enfance, sans pouvoir indiquer en quoi consis-
tait cette maladie. Ses parents et tous les membres de sa famille sont bien portants. Le début de sa maladie actuelle
remonte à un an. Elle accuse une difficulté de la parole et surtout du chant. La voix, de temps en temps, est enrouée. Elle n'a
jamais éprouvé de gêne de la déglutition ni de la respiration.
Elle présente un aspect florissant et jouit d'une bonne santé.

Pas de trace de lupus sur la peau, ni sur les muqueuses de
la bouche, du nez et du pharynx.

L'examen laryngoscopique montre l'épiglotte, rouge, tuméfiée et couverte de petites nodosités au niveau de son bord
libre et de sa face postérieure.

Une lésion semblable se montre au niveau de la corde vocale
supérieure gauche, qui est tellement tuméfiée, qu'on voit à
peine le bord libre de la corde vocale inférieure correspondante.

Traitement. — Huile de foie de morue à l'intérieur. Localement, badigeonnages avec de la glycérine iodée.

Environ un an après, l'épiglotte est transformée en un moignon épais, rouge, informe, à surface granuleuse et saignante. La muqueuse de l'intérieur du larynx est partout lisse. Les cordes vocales inférieures sont normales. La voix est bonne, l'état général excellent. Pas d'adénite.

<h3 style="text-align:center">Observation LXXXIII (résumée)</h3>

Empruntée à Obertusches, in Viertelj. f. derm. und, Syphil., 1883.
p. 630.

Une femme de 90 ans, éprouve, depuis six mois, de la raucité de la gêne respiratoire, une toux sèche, et des douleurs lancinantes à la déglutition. Rien sur la peau, ni sur les muqueuses du pharynx, du nez et de la bouche. L'épiglotte est notablement épaissie, son bord libre est ulcéré, et détruit dans toute son étendue. L'ulcération est très profonde à la partie moyenne; l'épiglotte présente à ce niveau une échancrure profonde. Des nodosités grandes et petites entourent les parties ulcérées, et sur trois points de celle-ci se voient très nettement de petites cicatrices; on n'aperçoit pas les cordes vocales. Le reste de la muqueuse du larynx présente quelques granulations discrètes sur la paroi postérieure.

Pas de tuberculose. Pas de syphilis. Les cautérisations amènent une guérison rapide.

Six mois après l'apparition de ce lupus laryngé survint un lupus du nez (1883) qui guérit aussi par le même traitement et qui confirma le premier diagnostic.

<h3 style="text-align:center">Observation LXXXIV</h3>

Extraite du mémoire d'Isambert sur les angines scrofuleuses, 1871, in
Bull. Soc. méd. des hôpitaux.

Nous voyons, en ce moment, à notre clinique, une femme d'environ 50 ans, qui présente une lésion assez singulière. Le voile du palais, le pharynx paraissent à peu près sains, ou, tout au plus, atteints d'une espèce d'angine catarrhale chronique.

Le larynx, proprement dit, parait dans un état d'intégrité parfait et les cordes vocales, notamment, sont d'un blanc nacré irréprochable. Seule, l'épiglotte est complètement méconnaissable.

Elle est transformée en un gros bourrelet arrondi, tuméfié, et fendillé dans tous les sens à surface mamelonnée et couverte d'ulcérations superficielles. Cette localisation de la maladie à l'épiglotte nous a fait tout d'abord songer à la syphilis. Toutefois les commémoratifs nous manquent ; les réponses de cette femme sont entièrement négatives, et nous ne trouvons sur le reste du corps aucune trace de syphilis. Elle a, d'autre part, le facies des sujets scrofuleux : Narines et lèvres grosses, pommettes saillantes, etc. Peut-être s'agit-il ici d'une affection scrofuleuse, bien que le pharynx ne présente aucune cicatrice ni aucune déformation. En toute hypothèse, en présence de cette constitution cachectique, nous n'avons pas osé tenter le traitement hydrargyrique.

A notre dernier examen, nous avons vu les ulcérations de l'épiglotte s'étendre lentement au ligament aryténo-épiglottique droit ; nous nous bornons aux cautérisations locales, au traitement tonique. Même en nous en tenant à notre première impression qu'il s'agit ici d'une femme syphilitique, nous croyons la malade assez lymphatique pour être très réservé sur le traitement hydrargyrique.

Ce travail était terminé, quand M. le Dr Baratoux nous a communiqué une remarquable observation de lupus primitif du larynx, chez une dame, dont la sœur présente un placard lupique à la joue gauche. Ce cas porte donc à six

le nombre des faits de laryngopathie lupeuse primitive
que nous connaissons actuellement. Voici le résumé de
l'observation de la malade de M. Baratoux :

OBSERVATION LXXXV (INÉDITE)

*Lupus du larynx avec intégrité de la peau et des autres
muqueuses.*

Mme A...., 34 ans, domestique, se plaint, depuis quelque
temps, d'une légère altération de la voix, et d'un peu de douleur dans la gorge. Ces troubles, peu marqués d'ailleurs, ne
se manifestent chez elle que d'une façon intermit ...

Une de ses sœurs présente un lupus de la jou   ...che, situé
à la région malaire.

Pas de syphilis héréditaire ou acquise. Denudon normale.

Dans l'enfance, traces de scrofule : gourmes, adénopathie
cervicale, etc.

Pas de dysphagie. Pas de toux. Pas d'expectoration. La
malade n'a pas maigri et jouit d'une bonne santé.

On ne trouve aucune lésion, ni au nez, ni à la bouche. Le
pharynx est intact, soit dans sa portion nasale, soit dans sa
portion buccale. La langue et le voile du palais sont indemnes.

A l'examen *laryngoscopique*, on remarque que l'épiglotte
est pâle, tuméfiée, indurée ; son tiers supérieur est détruit. On
voit, en outre, sur cet opercule, trois ou quatre saillies mamelonnées et végétantes.

Les bandes ventriculaires sont augmentées de volume, mûriformes et rouges. Elles masquent en grande partie les cordes
vocales inférieures, qui paraissent normales.

Le reste de la cavité laryngienne ne présente aucune lésion.

La peau est dans *un état d'intégrité* absolue.

INDEX BIBLIOGRAPHIQUE

I. — Ouvrages ou mémoires spéciaux.

Morell-Mackenzie. -- *Traité pratique des maladies du larynx*, traduit par les Drs Moure et Berthier, 1882.

G. Poyet. — Article Scrofulides laryngées, in *Manuel clinique de laryngoscopie*.

Isambert. — De l'angine scrofuleuse (pharyngo-laryngite scrofuleuse), mémoire lu à la *Société médicale des hôpitaux* le 25 novembre 1874 et publié in *Bull. de la Soc. méd. des hôpit.*, 1871.

— *Bulletin de la Société médicale des hôpitaux*, 1872.

— De la tuberculose miliaire aiguë pharyngo-laryngée, in *Annales des maladies de l'oreille et du larynx*, t. Ier, n° 2, p. 77, 1875.

Bryk. — *Wiener med. Wochensch.*, 1854.

Pohl. — *Virchow's Archiv.*, 1854, t. VI, p. 192.

Coulson. — *The Lancet*, 1862.

Desnos, Dumontpallier, Libermann. — Obs. in *Bulletin de la Société médicale des hôpitaux*, 1872.

A. Tardieu. — Observation de lupus laryngé, in Thèse de doctorat, Paris, 1845, intitulée *De la morve et du farcin chroniques*.

— *Bulletin de la Société anatomique*, 1842.

Fougère. — *Étude sur l'angine ulcéreuse maligne de nature scrofuleuse.* Thèse de doctorat. Paris, 1871, n° 37.

A. Koch. — *De l'angine scrofuleuse (pharyngo-laryngite scrofuleuse).* Thèse de doctorat. Paris, 1875, n° 469.

P. Lemaistre. — *De l'angine superficielle scrofuleuse chronique.* Thèse de doctorat. Paris, 1875, n° 1.

G. Homolle. — *Des scrofulides graves de la muqueuse bucco-pharyngienne (angines scrofuleuses graves, lupus de la gorge).* Thèse de doctorat, 1875, n° 40.

Fauverteix. — *Des formes bénignes de l'angine scrofuleuse.* Thèse de doctorat. Paris, 1878.

Looten. — *Des scrofulides des muqueuses.* Thèse d'agrégation, 1875.

F. Isabel. — *Des scrofulides laryngées.* Thèse de doctorat. Paris, 1880, n° 120.

Chiari et Riehl. — *Lupus vulgaris laryngis*, in *Viertelj. f. derm. und syphil.* 1882, p. 663 et suiv. Analyse in *Annales des maladies de l'oreille et du larynx*. Juillet, 1883, t. 9ᵃ, n° 9, p. 175.

Alex. Haslund. — *Zur statistik des lupus laryngis*, in *Viertelj. fur derm. und. syphil.*, 1883, p. 471, analysée par le Dr H. DANLOS, in *Revue des sciences médicales* de M. le professeur Hayem en 1885, p. 315.

G Lefferts. — Etude clinique d'un cas de lupus du larynx, in *American Journ. f. M. S.*, april 1878, traduit par Douglas Aigre, in *Annales des maladies de l'oreille et du larynx*, 1ᵉʳ septembre 1884, n° 4, p. 224.

Türck. — *Klinik der Krankheiten der Kehlkopfes*, 1866, p. 425.

Schroetter. — *Laryngologische Mittheilungen*, 1875, p. 84.

Stœrk. — *Klinik der Krankheiten der Kehlkopfes*, Stuttgar, 1880.

Ziemssen. — *Krankeiten des respirations apparates*, p. 336.

Wallenburg. — *Die locale Behandlung*. Berlin, 1872.

Tobold. — *Laryngerkopic und Kehlkopfkrankh*. Berlin, 1874, p. 307.

Grossmann. — *Anzeiger der Gerelhschaft der Aerzte in Wien*, 1877, n° 27, traduction par Mˡˡᵉ WILBOUTCHEWITCH, in *Annales des maladies de l'oreille et du larynx*, t. XIII, n° 7, juillet 1887, p. 327.

Ganghofner. — *Prager medecin. Wochenschrift*, 1880, n° 37 et 39.

Rauchfuss. — *Handbuch der Kinderkrankheiten von Gerhardt*, t. III, Ed. 2, Hälfte, p. 259.

Critchett. — Merkel's laryngos. Bericht in *Schmidt's Jahrbücher*, 138, p. 229.

Gerhardt. — *Würtzb. med. Ztschrift*. 1, 3 and 4, 173, *Schmidt's Jahrbücher*, 102, p. 250.

R. Thomas. — *Virchow's arch.*, observ. X et XIII.

Rosalie Idelson. — *Weber Lupus der Schleimhaüte*, 1879. Berner. Dissertation.

Eppinger. — KLEBS, *Handbuch der pathologic*, etc.

Breda. — *Lupus der larynx* (abh. Padna 1881) et in *Viertelj. f. derm. und syph.*, 1882, p. 571.

Jurasz. — *Deutsche medicns, Wochenschrift*, 1879, n° 14.

Obertüschen. — Ein Fall von lupus der larynx in *Centralbl. f. klin med.*, m. 38, 1883, et in *Viertelj. f. derm. und syph* , 1883, p. 636.

Holm. — Six cas de lupus du larynx reproduits in travail de CHIARI.

French. — Case of strumous hypertr, of the épiglottis and laryngeal structure, causing stenosis of the larynx, in *Ann. pa. and surg. soc. Brooklyn Ld. IV, p.* 63, 65. — 1880.

C. Paul. — Leçon clinique en 1869. *France médicale*, 1874 et *Bull. de la Soc. méd. des hôp.*, 1872.

Mauriac et Krishaber. — Des laryngopathies pendant les premières phases de la syphilis, in *Annales des maladies de l'oreille et du larynx*, 1876.

Mauriac. — Leçons sur les laryngopathies syphilitiques graves compliquées de phlegmon périlaryngien, in *Annales des maladies de l'oreille*, 1876.

E. Schwartz. — Des tumeurs du larynx. Thèse d'agrégation (section de chirurgie). Paris, 1885.

J. Baratoux. — Du cancer du larynx, in *Progrès médical*, 1888, n° 28, p. 443.

G. Hunter-Mackenzie. — Un cas de lupus du larynx, in *Clinical cases of diseases of the throat an nose*, reproduit in *Edinburg med. Journal*, octobre 1885, et dans *Annales des maladies de l'oreille et du larynx*, 1885, t. II, p. 459.

Van Santwoord. — Lupus of the larynx, in *New-York path. soc.*, 11 novembre 1885, analysé dans la *Revue des sciences médicales* de M. le prof. HAYEM, n° 27, 1886, p. 746, et dans les *Annales des maladies de l'oreille et du larynx*, t. XIII, n° 8, août 1887, p. 389.

Kœbner et Krause. — *Berliner klin. Wochens.*, n° 26, p. 407 et 13, et in *Revue des sciences médicales*, de M. le professeur HAYEM, 1885, p. 735.

Moure (de Bordeaux). — Notes à l'article du lupus du *Traité des maladies du larynx* de MORELL-MACKENZIE, et thèse de doctorat, 1879.

Cazin. — Observation de lupus des muqueuses guéri par un érysipèle, in *Annales des maladies de l'oreille et du larynx*, t. VI, 1880, p. 38.

Stockolm. — *Chicago med. journal examiner*, LII, p. 674. (Lupus du larynx.)

A. Fournier. — *Leçons sur la syphilis*, 2° édit., 1881, p. 444 et suiv.

Hamilton. — Angines scrofuleuses, in *Dublin journal of medical science*, 1844, analysées dans les *Archives de médecine*, 1845.

Rollet. — Syphilis laryngée, in *Dictionn. encyclop. des sciences médic.*

Krishaber et Peter. — Article laryngite, in *Dictionn. encyclop.*

Bœckel. — Article Larynx, in *Dictionn. de méd. et de chir. pratiques*, t. 20.

II. — Ouvrages ou mémoires généraux.

Outre les ouvrages spéciaux dont nous donnons la liste ci-dessus, on consultera avec fruit les traités ou monographies suivantes :

Kaposi. — Traduit et annoté par MM. **E. Besnier** et **Doyon.** *Leçons sur les maladies de la peau*, 1881, t. II, art. Lupus.

Duhring. — Traduit et annoté par MM. **Barthélemy** et **Colson**
Traité pratique des maladies de la peau, 1883, art. Lupus.

Hardy. — *Traité pratique et descriptif des maladies de la peau*, 1886,
art. Scrofulides.

Berlioz. — *Manuel pratique des maladies de la peau*, art. Lupus.

Bazin. — *Leçons sur la scrofule*, 2ᵉ édition, 1861.

— Art. Lupus, in *Dict. encycl. des sciences méd.*, 1870.

Grancher. — Art. Scrofule, in *Dict. encycl. des sciences méd.*, 1880.

Brissaud. — Art. Scrofule, in *Dict. de médecine et de chirurgie pratiques*, t. XXXII, 1882.

— Tuberculoses locales, in *Arch. de méd.*, 1880.

Ernest Besnier. — Le Lupus et son traitement, in *Annales de dermatologie et de syphil.*, août 1883 et janvier 1885.

E. Renouard. — *Du lupus et de ses rapports avec la scrofule et la tuberculose*. Thèse de doctorat, Paris, 1884.

Cornil et Leloir. — Recherches expérimentales et histologiques sur la nature du lupus, in *Arch. de physiologie*, 1884, t. I, p. 325.

Étiologie du lupus. — Discussion au congrès de Copenhague, in *Annales de dermat. et de syphil.*, septembre et octobre 1884.

Leloir. — *Annales de dermat. et de syphil.*, 1886, n° 6.

Merklen. — Scrofule et tuberculose, in *Annales de dermat.*, 1880-1881

Marfan. — *Arch. gén. de méd.* De l'immunité conférée par la guérison d'une tuberculose locale pour la phthisie pulmonaire, 1886.

Hip. Martin. — *Annales de dermat.*, nᵒˢ 11 et 12, 1883. Étude critique sur la nature et l'étiologie du lupus.

Jaccoud. — *Traité de pathologie interne*, 6ᵉ édition, 1879, t. II, art. Scrofulose, p. 1079.

Cornil et Ranvier. — *Manuel d'histologie pathologique*, 2ᵉ édition, t. II, p. 845 et suiv.

Semaine médicale, 1883, n° 32, p. 195, et 1884, n° 22, p. 226.

France médicale, 3 novembre 1883, n° 53, p. 625.

Virchow. — Le lupus (in *Pathologie des tumeurs*, traduit de l'allemand par PAUL ARONSSOHN. Paris, 1879, t. II.

Quinquaud. — *De la scrofule dans ses rapports avec la phthisie pulmonaire*. Thèse d'agrégation, Paris, 1883.

TABLE DES MATIÈRES

IMPRIMERIE LEMALE ET Cie, HAVRE

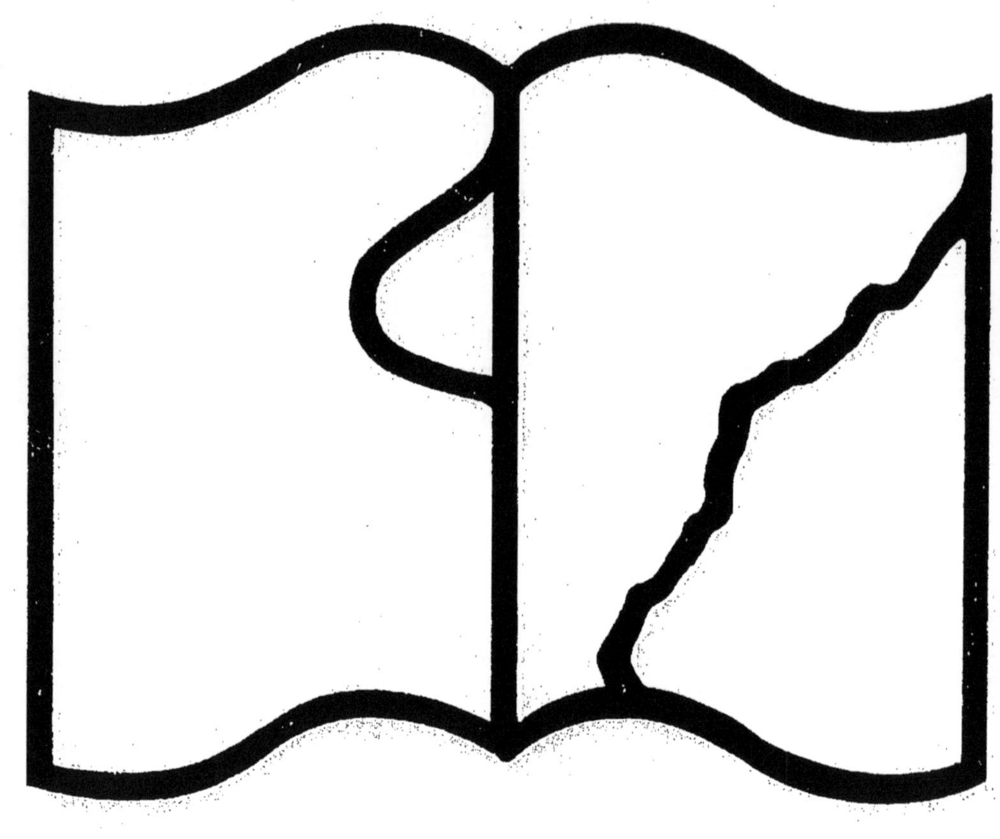

Texte détérioré — reliure défectueuse

NF Z 43-120-11

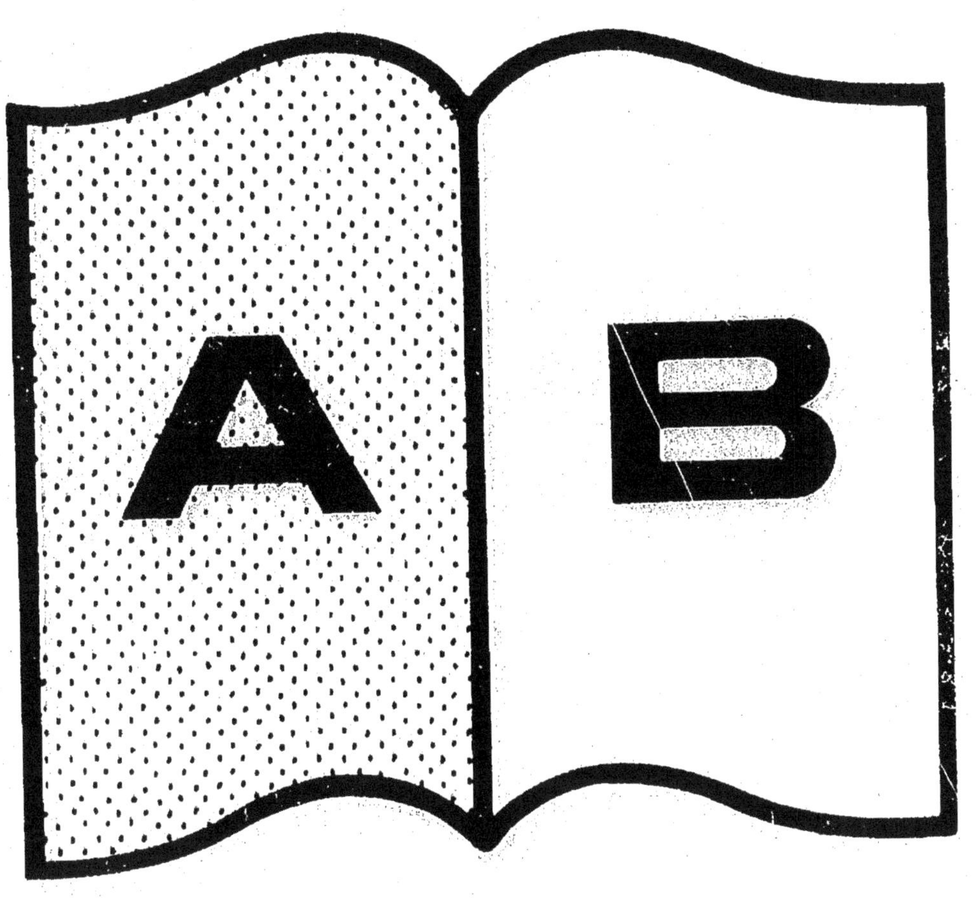

Contraste insuffisant

NF Z 43-120-14

9 782013 582148